Goldmann RATGEBER

Band 10563

Berthold Withalm · Das Rezeptbuch der Naturheilkunde

Zu diesem Buch

Dieses Buch weist auf die Bedeutung natürlicher Mittel zur Verhütung und Heilung von Krankheiten hin. Was natürliche Mittel sind? Solche, welche die Natur geradezu verschenkt, die nur gefunden oder wiederentdeckt werden müssen, nachdem sie zum Teil vergessen wurden, obwohl sie in nicht allzu ferner Vergangenheit gegen die Leiden der Menschheit mit großem Erfolg verwendet worden sind.

Da sind zuerst die vier großen Naturheilmittel: Feuer, Erde, Luft und Wasser. Sie entfalten ihre Heilkräfte bei heißen und kalten Wickeln, bei trockenen und feuchten Packungen, bei Güssen und beim Wassertreten sowie bei Überwärmungs-, Wechsel- und Dampfbädern, bei Sonnenbädern, bei Bädern mit und ohne Zusätzen.

Die Natur bietet uns aber noch andere Heilmittel: die Heilkräuter. Die wichtigsten und besten werden zusammengestellt und abgebildet. Ihre Fundorte, Zubereitung und besonders ihre Wirkung bei den unterschiedlichsten Leiden wird beschrieben.

Ein praktisches Rezeptbuch enthält der dritte Teil. Die häufigsten Krankheiten sind dort alphabetisch aufgeführt. Bei jeder Krankheit finden Sie die entsprechenden Naturheilmittel, ihre Zubereitung, z. B. als Tee, und ihre Anwendung, z. B. als Umschläge, Bäder usw., außerdem Diätvorschläge sowie Hinweise auf ratsame Luftveränderung, gesunde Lebensweise und bekannte Heilbäder.

BERTHOLD WITHALM

Das Rezeptbuch der Naturheilkunde

Mit 21 Abbildungen von Heidrun Urich

WILHELM GOLDMANN VERLAG MÜNCHEN

7058 · Made in Gemany · I · 1110

Genehmigte Taschenbuchausgabe. Die Originalausgabe ist im Leopold Stocker
Verlag, Graz und Stuttgart, unter dem Titel »Naturgemäßes Volksheilbuch«
mit einem Gesamtumfang von 464 Seiten erschienen. Umschlagentwurf: Ilse-
gard Reiner. Umschlagfoto: W. Kratz/ZEFA, Düsseldorf. Satz und Druck:
Presse-Druck, Augsburg. Verlagsnummer: 10563 · AG/De
ISBN 3-442-10563-3

Inhalt

I. Die vier großen Naturheilmittel

(Feuer, Erde, Luft und Wasser)

Geheimnisse um uns

Es ist ein großer Fehler des Menschen, zu glauben, er stehe außerhalb der Natur. Es ist ihm wohl die ganze Natur mit all ihren Schätzen und Kräften zur Beherrschung als ein Lehen Gottes anvertraut, aber gerade deshalb steht der Mensch doch inmitten der Natur und ist mit jedem Teil seines Leibes ein Teil von ihr.

Nichts Irdisches kann geschehen, ohne daß es nicht aus der Natur stamme und von ihr die Kräfte hierzu erhielte. Der Mensch hat nur die Macht, diese Kräfte seinem Leben nutzbar zu machen. Vielfach aber tut es der Mensch zu seinem eigenen Verderben.

Nirgends ist der Mensch von den Kräften der Natur mehr abhängig als bei der Heilung von Krankheiten, bei der Wiedergewinnung der Gesundheit.

Es gibt keine Heilung ohne die ursächliche Mitwirkung der Natur, und mögen alle Heilwissenschaften noch so sehr entwickelt sein, es wird das Grundgesetz immer bleiben: Der Arzt hilft und die Natur heilt!

Wie unsinnig ist es, nach diesem unwandelbaren Gesetz die Heilkräfte der Natur zu vernachlässigen, sie achtlos beiseite zu schieben und statt ihrer ausgeklügelte, künstliche Mittelchen anzuwenden, die letzten Endes doch wieder nur dann wirksam sein können, wenn die natürlichen Kräfte dies wollen. Da gibt es kein Schwindeln und Umgehen!

So gebieten uns Vernunft und Klugheit, die großen Heilmittel, die uns die Natur im überreichen Maße schenkt, voll auszuwerten und damit den kranken Menschen Heilungsmöglichkeit zu gewähren.

Denn wir müssen wissen, daß auch die Krankheit ein Teil der Natur selbst ist. Da sind die Erreger der großen Epidemien, die Bazillen und Bakterien. Sie sind Lebewesen für sich, die ihre eigene Natur und Aufgabe haben: ein Feind der Menschen zu sein und ihnen Krankheit und Tod zu bringen. Da ist noch ein kleinerer Organismus, das Virus, wie wir es nennen. Auch dieses hat sein eigenes Leben und trägt auf seine Weise Krankheit in die Natur des Menschen. Da gibt es noch ganz unbekannte Kräfte, die aus der Unendlichkeit des Alls die Erde bestrahlen und die Menschen in der sonderbarsten Weise beeinflussen. Noch allzuwenig wissen wir von diesen geheimsten Dingen der Natur. Um so wichtiger ist es also, durch die Mittel der Natur den richtigen Ausgleich gegen alle diese Schädlichkeiten zu finden.

Die liebe, böse Sonne

Aber selbst die großen Heilkräfte, die uns die Natur gegen Krankheiten bietet, bergen in sich auch manche Gefahren. Da ist gleich die uns so liebe Sonne, unsere Licht- und Wärmespenderin, wie kann sie uns zur Feindin werden! Wie müssen wir ihre Strahlen vorsichtig und achtsam genießen!
Wir wissen von Sonnenstich, von Hitzschlag, ja selbst von Todesfällen, die das Sonnenlicht verschulden kann.
Sehr interessant sind die Forschungen des Ingenieurs Mewes, der nachwies, daß bei besonderer Vermehrung der Sonnenflecke auf der Erde schwere Naturkatastrophen und Epidemien entstehen. In dieser Vermehrung der Sonnenflecke besteht eine bestimmte Periodizität, eine gleichmäßige Folge. Zweifellos wird durch das Übermaß von Sonnenflecken das Licht in seiner Strahlwirkung verändert. Es ist auch möglich, daß sich uns noch unbekannte chemische Einflüsse geltend machen. Jedenfalls trägt dann das Sonnenlicht krankmachende Substanzen und Kräfte in sich, die das Aufflammen von Epidemien gestatten und den Menschen in seelischer Beziehung oft stark beeinflussen. Es sind unendlich viele Geheimnisse zwischen Himmel und Erde, die uns noch lange ungelöst umgeben werden!

Strahlenwirkungen des Wassers

Auch das Wasser kann üble Eigenschaften haben. Wir kennen die unheilvolle Wirkung des fließenden Wassers unter menschlicher und tierischer Behausung. Auch hier sind noch unerforschte Strahlen wirksam, die nur der empfindliche *Wünschelrutengänger* feststellen kann. Ein Oberst Pohl ist in Bayern auf sehr interessante Ergebnisse gekommen, denen man seinerzeit große Aufmerksamkeit schenkte. Er hat unter genauer wissenschaftlicher Kontrolle mit der Wünschelrute festgestellt, daß Krebsfälle mit besonderer Vorliebe in Häusern auftreten, unter denen sich fließendes Wasser befindet. Auch die Arthritis deformans sowie die Erkrankungen drüsiger

Organe und der Nerven können in solchen Häusern oft festgestellt werden.

Ich habe in vielen hartnäckigen Fällen nur deshalb Heilerfolge gesehen, weil ich die Patienten veranlaßte, *den Platz ihres Bettes zu wechseln.* Damit waren sie aus dem Bereich der krankmachenden Wasserstrahlen, und dann erst wurden die Arzneien wirksam.

Dafür gibt es keine exakte wissenschaftliche Erklärung. Aber die fehlt uns in der Heilkunde noch auf sehr vielen Gebieten. Und wollten wir überall auf den wissenschaftlichen Beweis warten, dann dürfte es keinen Arzt mehr geben. Wir wissen von den natürlichsten und alltäglichsten Vorgängen im menschlichen Leben noch immer nicht, was sie sind.

Was ist zum Beispiel der Schlaf, ohne den der Mensch nicht sein kann? Man konnte diesen Zustand bis heute noch nicht einwandfrei erklären. Letzten Endes bleiben alle Erklärungen Hypothese, willkürliche Annahme. Oder, um eine zweite der wichtigsten Lebenserscheinungen zu betrachten: Welche Vorgänge sind es, die den menschlichen Samen im Schoße des Mannes erzeugen? Bis heute blieb auch die Zeugung Geheimnis. Oder kennen wir einwandfrei die Funktion unserer Drüsen? Nein! Wir kennen die Erscheinungen, die sie hervorbringen, wenn sie schlecht funktionieren, aber von ihrer gesunden und natürlichen Funktion wissen wir noch viel zuwenig. Und das wenige ist fraglich! Und dennoch müssen wir bemüht sein, bei den gefährlichen Funktionsstörungen der Drüsen hilfreich einzugreifen, und zwar auf Grund von Erfahrungen, die wir trotz unseres geringen Wissens durch Jahrhunderte, ja durch Jahrtausende gesammelt haben.

So steht es auch mit der *Wünschelrute.* Wir haben keine Erklärung für sie, aber wir wissen, daß es Menschen gibt, die für die Strahlungen von Wasser und auch von Erzen und Metallen besonders empfindlich sind und das Verborgene mit Hilfe von Haselnuß- oder Weidenholz finden können. Oder sie sind imstande, den Schaden aufzuzeigen, der durch solche Strahlen verursacht wird.

Die Luft hat's in sich ...

Das dritte große Naturheilmittel ist die Luft. Aber gibt es überhaupt vollkommen reine Luft? Was führt diese gasförmige Mischung alles Sonderbare und Gefährliche mit sich! Da sind die verschiedenen klimatischen Einflüsse, deren Träger die Luft ist. Und jedes

Klima hat seine Sonderbarkeiten, die nicht nur gesundbringend, sondern auch krankmachend sein können.

Wieviel Geheimnisse umgeben uns noch in der Allmutter Natur! Was wissen wir eigentlich? Es ist wirklich noch herzlich wenig! Und so bleibt uns immer nur die große »Erfahrung«, um uns gesund durch dieses Leben hindurchzuringen.

Und selbst die Erde . . .

Und selbst sie, unsere gute Mutter »Erde«, aus der wir geschaffen und geboren sind, birgt noch Tausende Geheimnisse, und wir müssen all unsere Erfahrungen sammeln, um ihre Kräfte richtig für unsere Gesundung anzuwenden.

Ich erinnere mich eines sehr tragischen Falles, den ich in einem Kurort am Adriatischen Meer miterlebte.

Das Bad war früher bei Österreichern sehr beliebt. Viele Menschen, besonders schwere Rheumatiker und skrofulöse Kinder, fanden Heilung.

Man gräbt dort die Kranken in den heißen Sand ein und läßt sie darin ein bis höchstens zwei Stunden liegen. Der Meeressand, der so fein ist, daß man mit freiem Auge die einzelnen Teilchen gar nicht mehr sehen kann, ist ungemein heilbringend und zieht die Krankheitsstoffe mächtig aus. Aber dieser Teil der Erde hat auch seine Gewalt.

Und so geschah folgendes: Ein kräftiger Kurgast in den besten Jahren grub sich in den Sand ein. Es war ein ausnehmend heißer Tag, und die Sonne durchglühte den Strand. Der Mann schlief in seinem Sandbad ein . . . und erwachte nicht mehr. Sand und Sonne hatten sein Herz zum Stillstand gebracht.

So können auch die natürlichsten Heilmittel zu Feinden der Menschen werden, wenn wir sie nicht mit Maß und Ziel verwerten und nicht erkennen, wo die Grenze der Heilwirkung ist und die Schädlichkeit beginnt.

Es gilt auch bei der Anwendung der vier großen Heilmittel der Natur jener Grundsatz der bewußten Mäßigung und der Vermeidung jeder Übertreibung.

Nur so können diese vier Heilmittel auch wirkliche Wunderheilungen bewirken und uns in kurzer Zeit Gesundung und neues Leben bringen.

Nach diesem Grundsatz wollen wir nun die rechte und vernünftige Anwendung der vier großen Heilmittel, Licht, Luft, Wasser und Erde, betrachten.

Das Sonnenbad

Da wollen wir vor allem einmal klar feststellen: Wer darf nicht sonnenbaden?
Und zum zweiten, wer darf es nur unter ärztlicher Kontrolle?
Nicht sonnenbaden dürfen Menschen, die mit den nachfolgenden Krankheiten behaftet sind:

> Offene Lungentuberkulose
> Arterienverkalkung
> Gesteigerter Blutdruck (Hypertonie)
> Schwere Nervenschwäche (Neurasthenie)
> Schwere Kreislaufschwäche
> Herzmuskelentartung
> Akute Gelenkentzündung
> Angina pectoris (Brustbräune, Herzkrämpfe)
> Überfunktion der Schilddrüse (Hyperthyreose)
> Epilepsie (Hinfallende Krankheit).

Alle diese Leiden schließen Sonnenbäder aus, denn die Menschen mit diesen Erkrankungen sind gegen Sonnenstrahlen, und zwar vor allem gegen die infraroten wie gegen die ultravioletten Strahlen, so hochgradig empfindlich, daß schwere Schädigungen entstehen können.
So kommt der Kranke mit offener Lungentuberkulose in die Gefahr eines Blutsturzes; jenen mit gesteigertem Blutdruck kann ein Gehirn- oder Herzschlag treffen; schwer Nervenschwache bekommen Schwächezustände, die sich bei Menschen mit einer Überfunktion der Schilddrüse sowie bei Menschen mit schwerer Kreislaufschwäche bis zu Ohnmachten steigern können; Herzmuskelkranke gefährden überhaupt ihr Leben, und Epileptiker und Kranke mit Angina pectoris müssen mit Anfällen während des Sonnenbadens rechnen.
Jeder, der an diesen Krankheiten leidet, weiß, welch schwere Bürde ihm sein Schicksal ins Leben mitgegeben hat. Wenn er nun weiß, daß er kein Sonnenbad nehmen darf, dann tut es eben der Vernünftige nicht. Gegen persönliche Dummheit ist freilich kein Kräutl gewach-

sen, und wer dem wohlmeinenden Arzt nicht gehorcht, der muß die Folgen tragen.

Und wer darf nur *unter ärztlicher Kontrolle sonnenbaden?* Sehr einfach: alle, die an irgendeinem Leiden erkrankt sind. Das sei der Grundsatz. Wer sich irgendwie nicht ganz gesund fühlt oder wer weiß, daß er krank ist, daß das eine oder andere Organ nicht mehr ordentlich arbeitet, der soll, ehe er dauernd Sonnenbäder nimmt, seinen Arzt fragen, ob er es ohne Schaden tun kann. Es würde viel zu weit führen, würden nun alle Leiden aufgezählt werden, bei denen ein ärztlicher Rat einzuholen ist. Der Grundsatz als solcher soll für jedermann genügen. Dann kann keiner in Gefahr kommen, Schädigungen zu erleiden.

Das vernünftige Sonnenbad

Wer gesund ist, der soll die Sonnenstrahlen in vernünftiger Weise auf sich wirken lassen.

Ganz unvernünftig ist es, stundenlang insbesondere in der Nachmittagssonne zu braten. Unvernünftig ist, so lange unter den Strahlen der Sonne zu liegen, bis die Hautoberfläche verbrannt ist und die Oberschicht sich in Fetzen schält.

Vor allem soll ein Sonnenbad möglichst nur *vor zwölf Uhr* genommen werden. Denn die Sonnenstrahlen sind in ihrer Gesamtheit vor der Mittagszeit entschieden heilkräftiger als am Nachmittag. Zu diesen Stunden erfrischt ein vernünftig genommenes Sonnenbad, während das nachmittägige erschlafft. Man soll bei leerem Magen in der Sonne liegen und dies nicht länger als eine Stunde. Man wechselt hierbei viermal die zu bestrahlende Körperhälfte. Es ist gut, auf der Erde selbst zu liegen. Dadurch wird zwischen Erdmagnetismus und Sonnenenergie der richtige Ausgleich getroffen, zwischen positiven und negativen Strahlen. Die Elemente der Sonne sind hoch positiv, die der Erde jedoch negativ. Die richtige Polarität im Körper zu erhalten ist immer wichtig.

Nach jedem Sonnenbad nimmt man eine *kalte Brause oder Abwaschung.* Auch das ist wichtig, um die durch das Sonnenbad hervorgerufene starke Durchblutung der Haut wieder auszugleichen.

Erwähnt sei noch, daß auch gesunde Frauen weder knapp vor noch während ihrer monatlichen Regel sonnenbaden dürfen.

Es hat keinen Sinn, vor einem Sonnenbad die Haut mit einer starken Sonnenschutzcreme einzuschmieren. Außer man ist, wie beispielsweise Bergsteiger, einer sehr intensiven Sonnenbestrahlung ausgesetzt. Durch das Einfetten werden nämlich gerade die besonders heilsamen Sonnenstrahlen, die sogenannten ultravioletten Strahlen, von ihrem Eindringen in die Haut abgehalten. Diese Strahlen können allerdings bei zu langer Einwirkung schwere Schädigungen hervorrufen. Gerade ihretwegen darf man nicht stundenlang an der Sonne liegen. Anderseits sind es eben die ultravioletten Strahlen, die der Körper so notwendig braucht, die uns aber gerade in den Städten fehlen. Denn sie werden auch von der Dunst- und Staubschicht abgehalten, auf die Erde herabzudringen. Je höher wir steigen, um so mehr ultraviolette Strahlen enthält das Sonnenlicht, und in der Gletscherregion sind sie so stark, daß selbst nach kurzen Bestrahlungen sogenannter Gletscherbrand die Haut entzündet. So notwendig die ultravioletten Strahlen für den Körper sind, so vorsichtig müssen sie angewendet werden.

In einer Reihe von Erkrankungen werden wir Sonnenbäder mit großem Vorteil benützen.

Das sind vor allem die großen Ernährungsstörungen, Blutarmut, englische Krankheit (Rachitis), Skrofulose und die oft mit ihr verbundenen Erkrankungen der Haut sowie Knochen- und Gelenkstuberkulose. Erkrankungen der Atmungsorgane, wie Verschleimungen, Katarrhe und Bronchitis, werden sehr gut beeinflußt. Bei Schnupfen muß man den Nacken bestrahlen und nicht das Gesicht. Rheumatische Leiden aller Art heilen unter Sonnenbestrahlung schneller.

Aber nochmals sei erwähnt, daß bei allen Erkrankungen der Arzt über die Art und Weise der Sonnenbestrahlungen entscheiden muß.

Künstliche Lichtbestrahlung

In den letzten Jahrzehnten wurden viele Apparate zur künstlichen Lichtbestrahlung hergestellt. Manche sind wieder verschwunden, weil sie nicht das hielten, was sie versprachen, andere hielten mehr und wurden so weltberühmte und hochwertige Heilmittel: vor allem die *Hanausche Höhensonne*.

Sie ist eine nach der Erfindung des Arztes Dr. Bach konstruierte Quecksilber-Quarz-Lampe, deren Licht viele ultraviolette Strahlen enthält und noch stärker wirkt als die Gletschersonne. Man muß die Lampe genau nach den bestehenden Vorschriften gebrauchen. Dann aber ist die Hanausche Höhensonne ein großes Heilmittel bei allen Erkrankungen, welche auch von natürlichen Sonnenstrahlen günstig beeinflußt werden.

Man weiß, daß die Farben des Lichtes bestimmte Einflüsse haben. So wirkt das rote Licht anregend, oft sogar aufreizend, blaues Licht beruhigt und heilt Entzündungen, gelbes und besonders grünes Licht besänftigt die Nerven.

Nach diesen Grundsätzen wird man Farblicht als unterstützendes Heilmittel anwenden:

Rotes Licht, wenn es gilt, nicht entzündliche Krankheitsprozesse günstig zu beeinflussen.

Blaues Licht wurde bei Entzündungen und Schmerzen, so bei allen rheumatischen Erkrankungen und Nervenentzündungen, in Form der Behandlung mit der Blaulichtlampe in die moderne Therapie eingeführt.

Grünes und gelbes Licht dient der allgemeinen Beruhigung. Man soll z. B. bei allen Infektionserkrankungen, vor allem bei Masern und Scharlach, die Fenster mit dunkelgelben Vorhängen abdecken. Freilich verkürzt dies nicht den Heilungsvorgang, aber es beruhigt die Kinder.

Der günstige Einfluß des *grünen Waldlichtes* auf nervenschwache und erregte Menschen ist bekannt. Hier wirkt auch die ozonreiche Luft mit.

Heilkraft der Luftveränderung

Wir haben schon davon gesprochen, daß die Luft unsere wichtigste Lebensgrundlage ist. So ist sie auch als Heilmittel im höchsten Maße wertvoll.

Viele Heilungsvorgänge entstehen in der Weise, daß man den erkrankten Körper veränderten Umweltbedingungen aussetzt. Mit anderen Worten: Man übt auf den Körper Reize aus, die ihn im erhöhten Maße dazu anregen, Krankheitsstoffe zur Ausscheidung zu bringen. Ob wir Bäder gebrauchen, einen Wickel machen oder den Körper bestrahlen, ob wir Arzneien nehmen oder eine Injektion erhalten, immer wird ein Reiz auf den Organismus ausgeübt. Der Grundsatz hierbei aber ist, daß der Reiz so abgestimmt sein soll, daß er gerade genügt, die Heilungskraft des Körpers zu stärken, ohne ihn in irgendeiner Weise zu schädigen.

Besonders mild und umstimmend wirkt die *Luftveränderung* als unendlich leichter Reiz, der mit jedem Atemzug seine Wirkung entfaltet.

Jedes chronische Leiden wird auf diese Weise günstig beeinflußt, und es handelt sich nur darum, in der Luftveränderung die richtige Wahl zu treffen.

Richtige Luftveränderung ist nur dann gegeben, wenn man sich von seinem ständigen Wohnort aus entweder in höhere oder in tiefere Lagen begibt, also von der Ebene etwa ins *Mittel-* oder *Hochgebirge* oder ans *Meer.* Luftveränderung ist es auch, wenn man aus der rauhen Gebirgsluft in milder Weingegend Aufenthalt nimmt. Oder wenn man aus den Tälern der Mittelalpen in die behäbige Getreidelandschaft nördlich der Alpen geht. Von der staubigen, dunstigen Großstadt aus ist jeder Aufenthalt in reiner Wald- und Wiesenlandschaft eine gesunde Luftveränderung.

Aber man wird richtig zu wählen haben:

Leute mit *hohem Blutdruck* dürfen *nicht ins Hochgebirge.* Die Höhengrenze liegt bei diesem Leiden um tausend Meter. Das gleiche gilt für *Herzkranke* und Frauen, die an einer *Überfunktion der Schilddrüse* leiden. Solche Kranke sollen auch in kein enges Tal gehen. Sie brauchen Weite um sich, da sie die Enge beängstigt.

Asthmakranke fühlen sich in einem *milden, ozonreichen Klima* am wohlsten.

Lungenkranke gehören in die *würzige, sauerstoffreiche Höhenluft* an südlich gelegenen Hängen.

Bronchialkatarrhe heilen am schnellsten am Meer.

Nervenschwache werden am besten in ruhiger *Mittelgebirgslage* Erholung und Kräftigung finden, während *Rheumatiker* und *Gichtkranke trockenes und warmes Klima* benötigen.

Bei den Regelstörungen der Frauen und Mädchen bringt eine Luftveränderung oft hervorragende Heilerfolge, besonders dann, wenn sie mit einem Funktionsfehler der Schilddrüse in Zusammenhang stehen.

Blutarmut, Skrofulose und Rachitis werden durch Luftveränderungen besonders günstig beeinflußt. Hier ist wiederum der Aufenthalt am *Meer* in erster Linie zu empfehlen, denn Jod in seinen feinsten Verdünnungen ist das ganz große Heilmittel bei diesen Erkrankungen. Man konnte etwa in Grado an der Adria Wunder an Heilungen sehen, so daß dort einige Kinderheime eingerichtet wurden.

Selbstverständlich hat eine richtig gewählte Luftveränderung auch auf alle anderen Krankheiten infolge der allgemeinen Stärkung einen günstigen Einfluß.

Doch man sieht auch hier wieder, wie jede Heilbehandlung nur nach individuellen Grundsätzen ausgerichtet sein muß. Es gibt in der Heilkunde kein »Schema F«, wonach alles für alle tauglich ist. Es ist jeder Mensch ein Einzelwesen für sich, keiner gleicht vollkommen dem anderen, jeder hat seine Individualität, seine Anlagen, seinen Charakter, sein Schicksal. Das muß man immer berücksichtigen und auch folgerichtig danach handeln.

Wasser ist das Beste!

Wasserkuren in der Weltgeschichte

Die Römer schätzten schon die wundervollen Heilkräfte des Wassers. Sie richteten herrliche Bäder ein, und ihr Badekult, ihr verschwenderischer Luxus wurde bis heute noch nicht wieder erreicht. Sie schwelgten in Bädern, ihr ganzes gesellschaftliches, politisches und kulturelles Leben spielte sich in den prunkvollen Badepalästen ab. Die großen Stürme der Völkerwanderungen haben diese hohe Kultur vollkommen zerstört.

Erst im späten deutschen Mittelalter finden wir wieder eine hohe Badekultur. Es gab damals keine Stadt, ja kein größeres Dorf ohne ein Badehaus, wo die Bürger auch zu Geschäften und Unterhaltung zusammenkamen. Diese Zeit, die ebenfalls eine große Wende im Geschick der Menschheit war, ist recht sonderlich gewesen. Sie schenkte uns die erhabensten Kulturwerte, unsere Dome der hingebenden himmelstürmenden Gotik, die gottesnahen Predigten unserer Mystiker, die herrlichen Gemälde der großen Meister. Es schien, als sei alles Leben dieser lichtfrohen Zeit nur der höheren Ehre Gottes dargegeben. Daneben blühten Handel und Wandel, und in die jungen Städte zogen echter Reichtum und edelste Kultur ein. Mit diesem geistigen Aufstieg auf der einen Seite verband sich auf der anderen Seite das Aufkommen einer grundehrlichen, darum oft rohen und ungebundenen Sinnlichkeit in allen Genüssen des Daseins.

Die Badestuben wurden so recht das Sinnbild dieser frohbewegten, speise- und trinkfreudigen Zeit.

Das Hauptübel waren infolge des Übergenusses von Fleisch und Wein die harnsaure Diathese und die mit ihr verbundene Gelenksgicht. Und die wollten die Menschen in ihren Badestuben wieder loswerden. Da sie aber von ihrer Eß- und Trinklust nicht ließen, wird es ihnen kaum gelungen sein. Immerhin, die Heilkraft des Wassers hatten auch schon die Menschen des Mittelalters erkannt. Später verlor sich die Badekultur wieder vollkommen. Das siebzehnte und achtzehnte Jahrhundert, das Zeitalter des Barock, hatte sehr wenig Reinlichkeitssinn. Bäder im alten oder neuen Sinn kannte man überhaupt nicht, und das Waschen war eine sehr spärliche Gewohnheit. Vornehme Damen wuschen sich überhaupt nicht. Dafür ließen sie ihr Gesicht mit festbleibender Schminke überziehen und hüllten sich in eine Wolke von Puder ein. Sie trugen herrliche Kleider in Seide, Damast und Spitzen, sie ließen sich auf ihren Köpfen phantastische Haartürme bauen, aber die üblen Gerüche ihres Körpers konnten nur starke Parfüms überdecken.

Kein Wunder, daß diese Menschen keine Widerstandskraft gegen hereinbrechende Epidemien hatten. Pest, Schwarze Blattern und Cholera hielten furchtbare Ernten!

Schließlich fanden sich doch Ärzte, die sich nicht nur an die Notwendigkeit gründlicher Reinigung, sondern auch an die Heilkraft des Wassers erinnerten. Der erste hieß Johann Siegmund Hahn. Er lebte von 1664 bis 1742 in Schlesien, und er brachte mit seinen beiden Söhnen die Anwendung des kalten Wassers zur Heilbehandlung in ein Lehrsystem, das bis heute Gültigkeit hat. Man kann *Dr. Hahn* als den *Klassiker der Kaltwasserkuren* bezeichnen. Zur praktischen Auswertung war es noch zu früh. Die barocken Menschen wollten von Schminke und Puder noch nicht lassen.

Erst ein Jahrhundert später meldete sich, ebenfalls im Schlesischen, ein einfacher Bauer zum Wort: Vinzenz *Prießnitz* (1790–1851). Er hatte von aller hohen gelehrten Wissenschaft keine Ahnung. Er wußte kaum die Krankheiten zu bezeichnen, wußte nichts von ihrer Entstehung oder von der inneren Beschaffenheit des Körpers. Ja sogar lesen und schreiben lernte er erst spät.

Aber er hatte den Arzt – wie man zu sagen pflegt – in den Fingerspitzen. In seiner Brust ruhte das unverbildete natürliche Gefühl für das, was zu seiner Zeit dem Menschen not tat.

Durch einen Zufall kam er zu seinen Erkenntnissen, aber sein guter Instinkt wußte den Zufall zu werten: Einer seiner Gäule wurde dämpfig, das ist eine Art Lungenentzündung. Prießnitz warf seinem Pferd, vielleicht um ihm die »inneren Hitzen«, das Fieber, zu nehmen, ein nasses Tuch um den Leib und wickelte noch ein trockenes darüber. Das nasse kalte Tuch sollte die Hitzen ausziehen, das trockene aber wieder den Körper gegen Kälte von außen schützen. Ein so natürlicher Gedankengang, wie ihn nur ein Mensch, der zutiefst mit der Natur verbunden ist, ein Bauer, haben kann. Und siehe da: Der Gaul war in wenigen Tagen gesund.

Und wieder sagte sich der Naturmensch Prießnitz: Was einem Gaul geholfen hat, das muß dem Menschen beim »Lungendampf« auch helfen. Und er hatte alsbald Gelegenheit, seine Erkenntnis auszuprobieren. Lungenentzündung war zu dieser Zeit eine alltägliche Erscheinung. Aber geradeso wie heute die Mediziner oft eine übermäßige Geschäftigkeit bei Lungenentzündung entwickeln – man weiß Fälle, die vierzig und mehr Injektionen über sich ergehen lassen mußten –, so geschah es auch schon zur Zeit Prießnitz'. Nur waren damals die nicht minder unangenehmen Brechmittel, Aderlässe und Abführmittel so lange üblich, bis man nicht wußte, ob nun der Kranke an der Lungenentzündung oder an der Kur gestorben war. Nicht einmal Kaiser und Könige konnten sich solchen Gewaltakten entziehen, und den deutschen Kaiser Leopold I. soll man auf solche Weise sänftlich umgebracht haben.

Davon wußte zwar Prießnitz nichts, aber er sah, wie seine Nachbarn an den Roßkuren von Aderlaß und Brechmitteln dahinstarben. Und da wollte er doch einmal seine »Roßkur« versuchen. Er tat es, genauso wie er es mit seinem Gaul getan hatte, und der Erfolg blieb ihm treu. Er konnte nicht ausbleiben, weil einfach das Natürlichste geschah, was geschehen konnte: Durch den *naßkalten Wickel* wurde der Körper mächtig angeregt, seinen Wärmeüberschuß nach außen abzugeben. Gleichzeitig wurde durch den reichlich sich entwickelnden Schweiß eine Menge gefährlicher Giftstoffe aus dem Körper geschafft und so dem Organismus die Möglichkeit gegeben, die Infektion zu überwinden.

Zuerst gab es natürlich Zeter- und Mordiogeschrei der Aderlaßanhänger, die versuchten, gegen Prießnitz einzuschreiten.

Aber dazu war es schon zu spät. Die Erfolge des heilkundigen Bauern hatten sich längst weit über seinen Heimatort Lindewiese herumgesprochen, und schon kamen die Kranken von nah und fern, um bei dem Bauerndoktor ihre Gesundheit wiederzufinden.

Besonders von Wien kamen die kranken Großstädter in hellen Scharen. Ärzte fanden sich ein, vernünftige, gute Ärzte, die auch bereit waren, von einem Bauer ein Stück Weisheit anzunehmen, wenn sie nur dem Wohle der Menschheit diente. Sie haben die *Prießnitz-Kur* in die rechte Form gebracht, und dies so gut, daß *Lindewiese* bis zum Jahre 1945 ein berühmter Kurort blieb.

Prießnitz hatte mit seiner Kaltwasserkur eine richtige Revolution in der gesamten Heilkunde hervorgerufen. Der Name des einfachen schlesischen Bauern wurde weltberühmt und zum Begriff. Sein Heilwickel heißt in aller Welt einfach »Prießnitz«, und jedermann weiß, was mit dem Worte gemeint ist. Ist es nicht wunderbar, daß ein ganz einfacher Mensch auserlesen war, so tief in das Wesen der höchsten Wissenschaft einzugreifen, daß sich die gelehrten Herren vor der Wahrheit und Richtigkeit seiner Erfahrung beugen mußten? Denn schon zu Prießnitz' Zeiten wurde die Wasserheilkur öffentlich und wissenschaftlich anerkannt und an den Universitäten hierfür Lehrstühle eingerichtet. Der bedeutendste Vertreter war der Universitätsprofessor Dr. Wilhelm *Winternitz* (1834–1917), der Schöpfer der bekannten Wasserheilanstalt *Kaltenleutgeben* bei Wien. Winternitz kam einmal mit einem Kübel Wasser und einem Leintuch in den Hörsaal und rief: »Mit dem hier, meine Hörer, werden Sie viele Krankheiten heilen, den Heilungsprozeß aber aller günstig beeinflussen!«

Viele Wasser-Doktoren kamen damals zu Wort und Ansehen, aber einer überragte doch alle in seiner Natürlichkeit und Volksverbundenheit: Sebastian *Kneipp*.

Er erst hat die Kraft des Wassers zur Gänze erfaßt: Nicht nur Wickel und Bäder, sondern auch *Brausen* und *Güsse*, nicht nur kalt, sondern auch warm! Und dazu noch alle Möglichkeiten, die die Natur sonst noch bietet: Luftbäder, Barfußlaufen über die taunasse Erde, Kräuterkuren, Einreibungen und Massage.

Das alles brachte Kneipp in ein einzigartiges großes Heilsystem, das so natürlich und einfach war, daß die Erfolge nicht ausbleiben konnten. Und dazu der Mensch selbst, dieser vollkommene Arzt Sebastian Kneipp: Immer einfach, immer natürlich, immer ein Trost- und Hoffnungsspender! Wer in seine Nähe kam, war schon halb gesund!

Unzählbar sind die Kranken, die Hilfe bei ihm suchten, groß ist die Anzahl der Schüler und Nachahmer seiner Heilkunst, und in aller Welt wurden Heilanstalten eingerichtet, die seinen Namen trugen. Der Prälat Sebastian Kneipp bleibt uns das Vorbild des Priesterarztes, wie wir uns nach den Lehrsätzen des Hippokrates und des Paracelsus recht, recht viele wünschen sollen.

Mit Kneipp wurde die Gesamtanwendung der Heilkraft des Wassers erst vollkommen gesichert.

Darum wollen wir nun seine verschiedenen Anwendungsformen, wie wir sie daheim leicht durchführen können, betrachten.

Wir wollen hierbei nur die wichtigsten Anwendungen in Erwägung ziehen, die man für die Krankenpflege im eigenen Heim kennen muß. Komplizierte Wasseranwendungen, die oft auch einer ärztlichen Kontrolle bedürfen, macht man kurmäßig am besten in den Heilanstalten für Naturheilverfahren, wie wir sie heute in vielen größeren Städten finden.

Das Wichtigste für daheim ist:

Die richtige Anwendung des Wickels

Zunächst gilt es, die Technik des Wickels zu kennen.

Man benötigt hierzu zwei Leintücher und ein wollenes Tuch. Die Tücher werden in der Breite des Rumpfes zusammengelegt, doch so, daß sie keine Falten bilden. Eines der Leintücher wird in das bereitstehende Wasser getaucht und leicht ausgewunden, so daß es gut feucht bleibt. Dann umwickelt man damit den Rumpf und umgibt es dann mit dem trockenen Leintuch und schließlich mit dem Wolltuch.

Der ganze Vorgang wird im Bett durchgeführt, und das Zimmer muß gut durchgewärmt sein.

Es ist auch gut, wenn man das trockene Leintuch und das Wolltuch bereits vorher im Bett ausbreitet, so daß man sie nach Anlegen des feuchten Tuches nur mehr links und rechts zuzuziehen braucht.

Das trockene Tuch muß das nasse um einige Zentimeter überragen, und ebenso soll das Wolltuch in solcher Breite gelegt werden, daß es breiter liegt als die beiden anderen Tücher.

Vor jedem Wickel soll die Blase und möglichst auch der Darm entleert werden, auch darf man nicht knapp vorher dem Kranken zu essen geben.

Das ganze Anlegen des Wickels muß schnell geschehen, jedoch nicht überhastet, denn es ist dabei darauf zu achten, daß die Tücher glatt und ohne Falten liegen.

Deshalb muß am Krankenbett alles gut vorbereitet sein, ehe man mit der eigentlichen Arbeit beginnt.

Ist der Wickel gut angelegt, dann deckt man den Kranken bis zum Hals fest zu. Arme und Hände müssen unbedingt mitgedeckt sein und dürfen während der ganzen Wickelzeit nicht freigemacht werden.

Nun können wir kalte, warme oder heiße Wickel verwenden. Darin müssen wir gut unterscheiden.

Der kalte Wickel

Das Wasser darf nicht sehr kalt sein. Es soll abgestanden sein, und wenn es sonnenbestrahlt ist, ist dies besonders gut.

Durch den kalten Wickel kommt es zu einer vermehrten Durchblutung der Haut, und die Tätigkeit der Lymphgefäße wird stark angeregt. Nach dem Anlegen des Wickels gibt der Körper stark Wärme ab. Dadurch entsteht die fieberableitende Wirkung des Wickels. Bald aber tritt ein Wärmeausgleich ein, insbesondere, wenn der Körper unter der Wirkung des Wickels zu dunsten anfängt und es schließlich zum Schweißausbruch kommt. Dadurch erst werden die Krankheitsstoffe stark ausgeschieden, und kräftiger Schweiß während des Wickels ist ein günstiges Zeichen.

Den kalten Wickel werden wir bei ansonsten gesunden Menschen anwenden, die von einer akuten fiebrigen Krankheit betroffen wurden, also bei einer *katarrhalischen Lungenentzündung, bei Bronchialkatarrh, bei Grippe und Erkältungskrankheiten.* Bei Infektionskrankheiten, die mit Ausschlägen einhergehen, wie Masern und Scharlach, macht man im allgemeinen keinen Wickel. Im besonderen nur dann, wenn das Fieber anhaltend zu hoch ist.

Nun gibt es Menschen, die für nasse Kälte hochgradig empfindlich sind. Ihre Leiden und ihr Gemütszustand verschlechtern sich sofort, wenn sie nur in die Nähe von Wasser kommen oder bei regnerischem Wetter. Das sind die Menschen der sogenannten hydrogenoiden Konstitution, sie neigen auch sehr zur harnsauren Diathese, also zu Gicht und Rheumatismus. Bei diesen Kranken vermeidet man den kalten Wickel. Meist wird bei solchen sehr kälteempfindlichen Patienten nur die richtige Arzneibehandlung allein zweckentsprechend sein.

Der Wickel soll meist nicht länger als eine Stunde liegen bleiben. Nur wenn eine lange schweißtreibende Wirkung wünschenswert ist, dann kann er auch zwei Stunden und eventuell länger andauern. Mehr als zwei Wickel innerhalb eines Tages sollen nicht angelegt werden.

Sollten sich während des Wickels Störungen im Kreislauf oder Herzen zeigen, dann muß sofort unterbrochen werden.

Der Kranke darf während des Wickels keinesfalls ein Kälteempfinden haben. Im Gegenteil, es muß ihm wohlig warm, ja heiß sein. Wird dem Patienten nicht warm, so kann man zunächst durch Zuführung heißer Wärmflaschen versuchen, die nötige Erwärmung herbeizuführen. Gelingt es auch so nicht, dann muß der Wickel abgenommen werden.

Das Abnehmen des Wickels muß rasch erfolgen, und schnell wird der Kranke wieder zugedeckt. Er bleibt im Bett und dunstet nach. Hierauf wird gründlich abfrottiert.

Da der kühle Wickel, besonders wenn er mit ordentlichem Schweißausbruch verbunden ist, den gesamten Stoffwechsel mächtig anregt, sei er auch zur Entschlackung des Körpers empfohlen. Man nimmt dann wöchentlich ein- bis zweimal einen zweistündigen Wickel, zu dem man gleichzeitig einen reinigenden Tee aus folgender Mischung trinkt: Lindenblüten, Holunderblüten, Arnikablüten, Ringelblumen, Johanniskraut, Weidenrinde und Berberitzen-Wurzelrinde. Man wird sich dadurch manche Krankheit ersparen.

Der warme und heiße Wickel

Während der kalte Wickel mehr bei den Erkrankungen der Atmungsorgane geeignet ist, paßt der warme Wickel besser für die leidenden Organe unterhalb des Zwerchfells, also für Erkrankungen des *Magens und Darmes, der Leber und Gallenblase, der Bauchspeicheldrüse, der Nieren und Blase und der Unterleibsorgane* der Frauen.

Entzündungen in den genannten Organen verlangen heißfeuchte Behandlung, auch dann, wenn sie mit Fieber verbunden sind.

Die Technik des Wickels ist die gleiche, nur muß man sich noch mehr beeilen, damit das feuchte Tuch ja heiß genug bleibt. Natürlich darf es nicht zu einer Verbrennung der Haut kommen.

Je nach dem Leiden wird man nun den Wickel entsprechend plazieren: bei Leber- und Gallenblasenentzündung auf den rechten Oberbauch, bei Magen-Darm-Katarrh um die Mitte, bei Nierenleiden besonders um die Kreuzgegend, bei Unterleibsentzündungen um den Unterbauch. Im allgemeinen sollen die heißen Wickel länger liegenbleiben und zur Warmerhaltung mit Heizflaschen oder Wärmekissen unterstützt werden.

Die Heilung des *infektiösen Gelenkrheumatismus* wird durch heiße Wickel sehr gefördert, insofern er noch lokal in nur einzelnen Gelenken aufritt. Wir werden über diese heute sehr verbreitete Krankheit in dem entsprechenden Kapitel Näheres lesen.

Die Heilwirkung der heißen Wickel wird durch bestimmte *Zusätze* sehr erhöht.

Hier seien die wichtigsten genannt:

Ausziehend sind: Heublumen, Senfmehl, Bockshornklee (Foenum graecum), Salz- und Lehmwasser.

Schmerzlindernd sind: Kamillen, Zinnkraut und Haferstroh.

Zusammenziehend ist: Eichenrinde.

Die Anwendung ist verschieden. Von den Teesorten kann man einen Absud kochen und taucht in diesen das Wickeltuch ein.

Oder man bereitet einen dicken Brei, streicht diesen in ein Tüchlein und legt das Ganze über. Damit erreicht man eine tiefere Wirkung, die zum Beispiel bei Haferstroh und Kamille schneller schmerzlindernd ist.

Hervorragend bewähren sich solche Umschläge bei sehr schmerzhaften Entzündungen und Koliken, wie bei solchen der Gallenblase, der Harnleiter und des Darmes.

Mit *Senfmehl* muß man etwas vorsichtiger umgehen, denn es kann eine zu starke Hautreizung hervorrufen, wenn man zuviel davon nimmt oder es zu lange wirken läßt. 3–4 Eßlöffel mischt man in ein Liter heißen Wassers, taucht darin das Umschlagtuch ein und läßt den Wickel aber nicht länger als 20–30 Minuten liegen. In dieser Zeit tritt meistens Brennen und Hautrötung ein, und damit sei des ausziehenden Reizes genug getan.

Vom *Salz* nimmt man 2 Eßlöffel auf einen Liter Wasser. Man kann es auch dem kalten Wickel beigeben, wenn man eine ausziehende Wirkung braucht, zum Beispiel bei Masern und Scharlach, wenn trotz hohen Fiebers der Hautausschlag nicht herauskommen will.

Ganz große Heilkraft besitzt der *Lehm,* der im Abschnitt »Erde« eingehend gewürdigt wird. Für Lehmwasser braucht man ein paar Schöpflöffel voll Lehm auf 2 Liter Wasser. Er ist stark entzündungswidrig und hat sich vor allem bei *Venenentzündungen* bewährt.

Ein kombinierter Wickel

dient zur speziellen Behandlung der *Angina,* die immer ein gefährliches und heimtückisches Leiden ist. Denn jede Angina kann bei unsachgemäßer oder leichtfertiger Behandlung die übelsten Folgen, wie Gelenks-, Herzklappen- und Nierenentzündung, nach sich ziehen. Mit dem kombinierten Wickel, der hier beschrieben wird, ist eine vollkommene Ausheilung in kurzer Zeit gewährleistet.

Um den Hals wird ein heißer, um die Brust ein lauwarmer und um die Waden ein kalter Wickel gegeben. Der heiße Halswickel und die kalten Umschläge auf den Waden sind öfters zu erneuern, der warme Wickel um die Brust aber bleibt liegen. Mit diesem kombinierten Wickel wird man die Angina restlos ausheilen, ohne daß man irgendwelche Folgen befürchten müßte.

Waschungen und Güsse

Der gesunde Körper bedarf regelmäßig der *Ganzwaschung*, um die Haut von ihren Abfallprodukten zu befreien, die Poren zu öffnen und dadurch die notwendige Ausscheidung zu erleichtern.

Diese Waschungen nimmt man im Sommer mit kühlem, in der kalten Jahreszeit mit warmem Wasser vor. Wichtig ist hierbei das Abfrottieren der Haut mit einem *rauhen grobgewebten Leintuch* oder noch besser mit einer *Hautbürste,* die so recht geeignet ist, die durch Talg, Fett und Schweißrückstände verstopften Poren wieder zu öffnen, um so der Haut die reichliche Atmung wiederzugeben.

Solche Waschungen können jeden Tag geschehen. Nur darf einen dabei nicht frösteln. Im Gegenteil: Nach der Waschung muß angenehme Wärme empfunden werden. Ist das nicht der Fall, dann läßt man die kalten Waschungen ganz sein. Denn zuviel Wärmeentzug ist für den Körper nie gut.

Nach der Waschung reibt man die Haut gründlich trocken. Im feuchten Zustand soll man sich nicht anziehen. Wer *Olivenöl* oder ein *Hautfunktionsöl* hat, reibe sich damit ein. Das Einölen der Haut ist eines der wichtigsten Mittel zur Gesunderhaltung, und es wird darin bei uns noch viel zuwenig getan. Das römische Volk war wesentlich gesünder als wir. Eine Fülle Stoffwechselerkrankungen, die heute gang und gäbe sind, waren im alten Rom vollkommen unbekannt. Gewiß tragen Industrialisierung und Chemisierung mit dem nervenaufpeitschenden Leben eine große Schuld an der fortschreitenden Krankheitszunahme. Aber eben weil unsere Lebensbedingungen so ungünstig geworden sind, weil unsere Ernährung so minderwertig wurde, weil es dem Stadtmenschen fast unmöglich geworden ist, einigermaßen naturgemäß zu leben, sollte er alles daransetzen, um einen Ausgleich zu schaffen.

Die Römer hatten sicher einen guten Teil ihrer Gesundheit der systematischen Ölmassage der Haut zu verdanken. Und wir, die wir unter viel mehr Gefahren stehen, sollten darin wesentlich fleißiger sein.

Will man die Blutzirkulation in einem bestimmten Körperteil erhöhen, so muß dieser Teil einer Waschung unterzogen werden. Wie immer ist dabei das Zwerchfell die Grenze zwischen Ober- und Unterleib, zwischen Zirkulation, Atmungsorganen und Verdauungsorganen.

Bei *Rachen- und Luftröhrenkatarrhen*, bei *Bronchitis*, bei *Erkältungserkrankungen der Atmungsorgane*, bei *Herzstörungen* werden wir den Oberkörper kalt abwaschen. Wir werden aber dabei nicht das Trockenreiben bis zum Warmwerden vergessen und möglichst auch nicht die Ölmassage.

Den Unterleib werden wir bei *Pfortaderstauungen*, aber auch bei *Venenentzündungen, Beingeschwüren*, also einfach bei allen Stauungen in den Venen, abwaschen.

Solche Teilabwaschungen sind die mildeste Form, die gehemmte Zirkulation wieder anzuregen.

Ganz- und Teilwaschungen sollen nicht länger als 1–2 Minuten dauern. So kann dem Körper nicht mehr Wärme entzogen werden, als gut und gesund ist.

Wesentlich tiefer und durchgreifender wirken die *Güsse* auf die Zirkulation. Daher sollen daheim nur einige wenige Güsse zur Anwendung kommen, während man die großen und sogenannten *Blitzgüsse* nur von geschultem Personal in Bädern oder Heilanstalten vornehmen läßt. Sie bedürfen auch der ärztlichen Kontrolle.

Daheim wollen wir uns auf die *Arm-, Knie- und Schenkelgüsse* beschränken.

Der Guß muß mit einer Brause geschehen, wie sie in Badezimmern angebracht ist, oder einfach mit einer *Gießkanne*. Die Technik ist ganz einfach: Man überbraust in der Dauer von höchstens einer Minute Arme, Schenkel oder Knie und reibt nachher die Gliedmaßen wieder gründlich warm.

Solche Güsse werden mit Vorteil zur *Anregung der gesamten Zirkulation* angewendet werden und zur Stärkung und Erfrischung der *überanstrengten Nerven*.

Bei beginnender *Aderverkalkung* und ihren Erscheinungen, wie *Schwindel, Ohrensausen, Brustbeklemmungen*, werden diese Güsse sehr zur Besserung beitragen.

Durch ihre ableitende Wirkung werden die Güsse auch das Krankheitsbild der venösen Stauungen günstig beeinflussen. Ebenso heilsam sind sie bei allgemeinen Zirkulationsstörungen und chronischen Schwächen der Gefäßnerven.

Bei akuten Entzündungen sind sie nur unter ärztlicher Anleitung zu machen. Bei Erkrankungen der Nieren, der Blase und der Frauenorgane sind sie bestimmt zu vermeiden.

Hingegen habe ich in einigen Fällen von *Migräne,* an der ja Frauen so oft leiden, sehr schöne Heilerfolge gesehen. Jedoch muß man nur ausdauernd sein und darf nicht glauben, daß man mit ein paar Güssen eine jahrelanges Leiden, das sogar oft ererbt ist, wegbringen kann.

Für akute fiebrige Erkrankungen sind Güsse nicht geeignet, wohl aber bei *chronischen Stoffwechselstörungen* aller Art. Es gibt ja Zucker, Wein, Süßigkeiten und sonstige gute Dinge in rauhen Mengen, und viele haben sich ein Bäuchlein, ihre übermäßige Fettschicht, ihre Darmträgheit und damit ihre Stoffwechselstörungen angegessen. Denen leisten die Güsse neben entsprechender Kur und Diät den rechten Dienst, der aber meist nur den Zweck hat, daß die Unbelehrbaren nach allen heilbringenden Anwendungen wieder feuchtfröhlich drauflos wirtschaften!

Die rechte Vernunft wird auch weiterhin nur bei wenigen einkehren. Die meisten zahlen mit Vorliebe doppelt: zuerst für übermäßig Speis und Trank und dann für die Kur.

Tau- und Wassertreten

Beides sind ausgezeichnete Hilfsmittel, um *Blutstauungen im Kopf oder in der Brust* zu beheben. Tau- und Wassertreten haben also eine ableitende Wirkung.

Das Tautreten ist nicht mehr als ein morgendliches Schreiten durch taunasses Gras. Es ist im hohen Maße erfrischend und nervenstärkend. Das hat wohl auch seine Ursache in den *elektromagnetischen Strahlen,* die besonders am Morgen wohltuend aus der Erde strömen. Vielleicht enthalten die Tautropfen auch noch in unmeßbar geringer Menge *Radiumemanation,* aber immerhin genug, um ein allgemeines Wohlempfinden zu erzeugen.

Das Tautreten darf ohne weiteres eine Viertelstunde währen, doch werden es kälteempfindliche Leute und solche mit Unterleibskatarrhen, besonders der Harn- und Frauenorgane, unterlassen müssen.

Wie nach allen Kaltwasseranwendungen muß man auch hier sich wieder gründlich trocken- und warmreiben.

Noch stärker und rascher leitet Wassertreten unangenehme Blutstauungen ab. Man besorgt es am besten in reinem Quell- oder Bachwasser, aber als Ersatz kann man auch eine Wanne mit Wasser benützen. Die längste Anwendungsdauer sind drei Minuten, während derer man heftig im Wasser umherstampft.

Gut ist, während des Tau- und Wassertretens tüchtig reine Morgenluft in die Lungen zu pumpen, so daß man durch reichlichen Sauerstoff auch von innen her die gesamte Zirkulation und Lebenskraft anregt.

Solche Morgengymnastik schenkt uns einen frohen Tag, an dem jede Arbeit leichter getan wird. Und gelingt uns dies, dann ist für die Harmonie unseres Lebens viel gewonnen. Denn die Arbeit soll uns keine Last, sondern eine Freude sein. Das aber ist nur möglich, wenn wir genügend Kraftreserven besitzen, die wir wiederum aus den Kraftströmen der Natur in uns aufspeichern müssen. Es gibt dazu manchen guten Weg, aber einer der besten ist doch der morgendliche Spaziergang mit nackten Füßen durch das taunasse Gras. Und wer gut abgehärtet ist, der wagt gar im Winter ein kurzes Stapfen durch den kalten Schnee. So kühlen sich ja auch die Finnen bei ihrer Sauna ab.

Die Heilkraft der Bäder

Noch viel reicher in ihrer Abwechslungsmöglichkeit als die Wickel und Güsse sind die Bäder. Vielfach sind sie auch angenehmer und milder, anderseits aber tiefer wirkend und wesentlich kräftiger in den Heilungsvorgängen, die sie erzeugen. So sind wir, wie wir in diesem Abschnitt lesen können, imstande, durch Bäder natürliches Heilfieber hervorzurufen. Damit aber erreichen wir den stärksten Heilungsvorgang überhaupt, der möglich ist. Hippokrates, der große griechische Arzt, der Vater der Heilkunst überhaupt, hat den Ausspruch getan: Gebt mir ein Mittel, um Fieber zu erzeugen, und ich heile jede Krankheit.

Der Ausdruck »jede Krankheit« mag für die Zeit des Hippokrates – 400 Jahre vor Christi – schon gestimmt haben. Heute ist damit zuviel gesagt. Aber viele, sehr viele Krankheiten werden wir auch heute heilen, wenn es uns gelingt, natürliches Fieber zu erzeugen. Ich lege hierbei Wert auf die Betonung des Wortes »natürliches«! Nur dessen Heilkraft ist gesichert, ungefährlich und dauerhaft. Und alle drei Eigenschaften muß ein Heilungsvorgang haben.

Aber auch noch durch andere Möglichkeiten ist der Einfluß des Bades auf den menschlichen Körper ungemein groß. So sind wir im-

stande, durch das Badewasser feinste *galvanische Ströme* hindurch-
zusenden, die ebenso von tiefster natürlicher Heilwirkung sein
können wie die *Radiumemanationen*, die sich entweder im Wasser
selbst befinden, wie in der Gasteiner Quelle, oder die wir aus Ema-
nationsapparaten zusetzen können.
Die verschiedensten Anwendungsformen sind möglich: Vollbäder,
die kalt, lauwarm, heiß oder ansteigend sind. Teilbäder einzelner
Körperteile, wie der Arme, der Füße, des Unterleibes. Ungezählt
sind die Badezusätze, die schon versucht wurden. Wir können hier
nur die erfolgreichsten nennen: verschiedene Kräuter, Latschen und
Fichten, Sole, Schwefel, Kohlensäure, Salz. Und schließlich sind
noch die ausgezeichneten Wechselbäder zu nennen, die besonders
anregend empfunden werden.
So wollen wir nun diese großen Naturheilmittel der Reihe nach
eingehend betrachten und mit dem tiefst wirkenden Bad beginnen:

Das Überwärmungsbad

Voraussetzung hierfür ist eine allgemeine kräftige Körperbeschaffenheit und Ordnung in den Zirkulationsorganen. Es soll also *kein
Herzfehler* vorliegen und *keine Schwäche der Gefäßnerven*. Denn
das Überwärmungsbad hat eine unerhörte stoffwechselanregende
und schweißtreibende Wirkung, die an die Widerstandskaft der
Zirkulationsorgane bedeutende Anforderungen stellt. Wer diesen
Anforderungen entspricht, kann mit dem Überwärmungsbad Heilerfolge erzielen, die ans Wunderbare grenzen. Leiden, die sich seit
Jahren eingenistet haben, ja selbst Erbübel können dauernd geheilt
werden. Die innere Reinigungskraft des Körpers wird durch die
Verbindung von Temperaturerhöhung und nachfolgendem Schweißausbruch so gesteigert, daß *tiefsitzende Krankheitsstoffe und Stoff-
wechselgifte zur Ausscheidung* gelangen. Zu diesen zählen ganz besonders die überschüssige Harnsäure und die giftigen Stoffwechsel-
produkte aus eitrigen Krankheitsherden.
Die Technik des Überwärmungsbades macht einige Mühe, und man
benötigt auch eine Hilfsperson.
Zunächst kocht man einen kräftigen Absud von Heublumen und
Haferstroh, und wenn möglich, soll man Schafgarben hinzu-
geben. Ein etwa Fünflitertopf wird zur Hälfte mit den genannten
Zusätzen angefüllt. Dann schüttet man den Topf mit Wasser voll
und erhitzt bis zum Kochen und stellt hierauf ab.

Gleichzeitig hat man die Badewanne mit Wasser, das eine Temperatur von 36° C besitzt, halbvoll laufen lassen, zu dem man nun den Kräuterabsud schüttet. Es ist auch gut, in dem nun fertigen Badewasser eine Handvoll rotes Steinsalz aufzulösen.

Nun wird der Kranke in das Bad gelegt und, indem er darin liegt, wird langsam heißes Wasser zugegossen, so daß die Temperatur des Wassers langsam ansteigt, bis sie etwa 42–45° C erreicht. Der Badende verhält ich im Bade vollkommen ruhig. Das ist wichtig! Er darf also nicht herumplantschen, mit den Füßen stapfen oder sich den Körper abreiben. Hingegen aber muß die Hilfsperson von Zeit zu Zeit, also alle 2–3 Minuten, den Körper möglichst mit einer Hautbürste abmassieren. Diese Massage geschieht natürlich unter dem Wasser! Sie ist sehr wichtig, da erst durch die Massage die richtige Blutverteilung erreicht und Blutstauungen vermieden werden. Auf diese Weise dauert das Überwärmungsbad etwa 20–30 Minuten. Länger im Wasser zu bleiben ist weder tunlich noch notwendig. Während des Bades muß das Bett des Patienten vorbereitet werden. Es muß in einem gut gewärmten Zimmer stehen und selbst gut durchwärmt sein. Im Bett breitet man einige Lagen Wolltücher aus, und zwar so, daß man sie nur beiderseits zuzuschlagen braucht, wenn man den Kranken ins Bett legt.

Sobald sich dieser aus dem Bad erhebt, wird er schnell in ein großes Tuch eingeschlagen und heißfeucht, wie er ist, ins Bett gebracht. Dort wird er fest eingewickelt und bis zum Hals hinauf tüchtig zugedeckt. An den Körperseiten und zu den Füßen kommen noch Wärmeflaschen oder heiße Ziegel.

Durch die hohe Temperatur des Badewassers kommt eine leichte Fieberwelle zustande, die aber mit dem Schweißausbruch, der im Bett erfolgt, sogleich wieder abebbt. Sie hat aber genügt, um die Abwehrstoffe im Organismus aufzurütteln und auf diese Weise den Körper zu befähigen, die Krankheitsstoffe zur Ausscheidung zu bringen.

Etwa eine Stunde läßt man den Patienten tüchtig schwitzen. Hierbei kann man die Stirne und das Gesicht mit einem kaltfeuchten Tuch bedecken. Nach dem Schwitzen deckt man den Kranken vorsichtig ab und frottiert den ganzen Körper mit aromatischem Essig, Kölnischwasser oder verdünnter Arnikatinktur. Dann wechselt der Patient das Bett und bleibt liegen. Es wird am besten sein, wenn man das Überwärmungsbad am späten Nachmittag macht.

Die Ermüdung nach dem Bade ist beträchtlich, so daß der Kranke bald guten und tiefen Schlaf findet. Am Morgen ist er dann frisch und fühlt sich wesentlich erleichtert.

Die Hauptbehandlungsgebiete dieses Überwärmungsbades sind, wie erwähnt, die *harnsaure Diathese* und die *Fokalinfektion*. Die erstere tritt auf, wenn sich infolge mangelhafter Tätigkeit der Haut, der Leber, der Nieren und der gesamten Stoffwechselorgane überhaupt, besonders aber infolge mangelhafter Sauerstoffzufuhr, übermäßig viel Harnsäure ansammelt. Die Erbanlage spielt hierbei eine sehr große Rolle. Freilich wird nicht die Krankheit als solche vererbt, sondern nur die Anlage hierzu. Unrichtige oder unvernünftige Lebensweise ist dann meist die Schuld, daß die Krankheitserscheinungen der harnsauren Diathese zur Auslösung kommen. Vor allem ist es eine übermäßig eiweißhaltige Kost, die dazu führt, also zuviel Fleisch, Eier, Hülsenfrüchte. Mangelnde Bewegung und die dadurch entstandenen Blutstauungen verstärken das Übel.

Wir sehen also, daß die harnsaure Diathese eine richtige Stoffwechselerkrankung ist, deren Folgen sein können: Entzündungen der Augen, chronische Katarrhe der Nebenhöhlen, Bronchitis, aber auch Lungenentzündung, chronische Erkrankungen der Leber und der Nieren, Blasenleiden, Verdauungsstörungen, selbstverständlich alle Formen von Rheuma und Gicht sowie Nervenentzündungen, aber auch andere Nervenleiden, wie Migräne und chronischer Kopfschmerz, dann Nieren- und Gallensteine, Hautkrankheiten aller Art und allgemeine Erschlaffungs- und Ermüdungszustände.

So also eine ganz schöne Liste. Man sieht daraus wohl, wie wichtig es ist, den Harnsäurestoffwechsel in unserem Körper in Ordnung zu halten.

Aber noch tiefergehend und gefährlicher ist die Fokalinfektion, ein Leiden, das heute weit verbreitet ist, weil wir infolge einer unrichtigen Ernährung und Lebensweise keine ausreichende innere Widerstandskraft gegen infektiöse Keime mehr haben.

Die Krankheitsherde sind meistens im Kopfe zu suchen. Aus vereiterten Zähnen und Mandeln (chronische Angina), infolge von Eiterprozessen in der Nasen- und Stirnhöhle können die Eitererreger (meist Staphylokokken und Streptokokken) in die Blutbahn gelangen und von dort aus im Körper größte Verwüstungen anrichten. Schwerste Erkrankungen können dann die Folge sein, wie Blutvergiftung, Entzündungen und Vereiterung der Gallenblase, des Blinddarms, Gelenkentzündungen, Herzentzündungen, die oft schnell zum Tode führen. Also eine ganze Reihe lebensgefährlicher Erkrankungen, die man wohl verhüten, aber schwer heilen kann.

Gegen die harnsaure Diathese und gegen diese chronische Sepsis ist das Überwärmungsbad das richtige äußere Heilmittel, das in Verbindung mit einer vernünftigen salz- und fleischarmen Diät und den richtig gewählten Arzneien wirkliche Erfolge bringt. Man kann ohne Anstrengung und Gefahr wöchentlich ein Überwärmungsbad nehmen. Kräftige Naturen vertragen ohne weiteres auch 2 bis 3 Bäder. Im ganzen nimmt man je nach Krankheitsfall 15 bis 20 Bäder. Es gibt ein ähnliches auch recht unangenehmes Leiden, das wir als *chronische Grippe* bezeichnen können, nämlich die Folgeerscheinungen nach einer schlecht ausgeheilten akuten Grippe. Die krankmachenden Möglichkeiten sind auch hier zahlreich und betreffen viele Organe. Auch bei solch chronischer Grippe sei das Überwärmungsbad bestens empfohlen. Ebenso bei den bösen Formen und Folgen einer chronischen *Gonorrhöe,* als da sind *Blasen-, Nierenentzündung und Kniegelenksentzündung.*

So sehen wir also, daß das Überwärmungsbad ein bewährtes Hilfsmittel ist zur Bekämpfung schwerer chronischer Erkrankungen und daß wir es überall dort anwenden können, wo es gilt, die Abwehrstoffe des Körpers mächtig aufzurütteln. Soweit der Körper noch reaktionsfähig ist, wird Heilung oder doch zumindest ausreichende Besserung zustande kommen. Und wer Überwärmungsbäder als vorbeugendes Heilmittel regelmäßig weiternimmt, der wird sich viele Schmerzen und Krankheiten, damit aber auch viel Geld ersparen.

Das kalte Sitzreibebad

Und nun wollen wir uns gleich mit dem Gegenteil des Überwärmungsbades beschäftigen, dem Sitzreibebad.

Erstens ist es, wie der Name schon sagt, nur ein Sitzbad. Zweitens wird ausschließlich nur kaltes Wasser verwendet, und drittens reibt und massiert sich der Badende selbst. Somit in allem das Gegenteil vom Überwärmungsbad und dennoch auch in einer Reihe von Erkrankungen von größtem Heilwert.

Die Technik des Sitzreibebades ist ganz einfach, und jeder kann es allein machen. Man benötigt nicht mehr als eine Sitzbadewanne.

Etwa handhoch wird frisches Wasser eingefüllt. Man setzt sich hinein, und im Sitzen reibt man sich nun mit beiden Händen recht fest und energisch alle Körperteile ab, die vom Wasser umspült sind. Nach dem Bad wird tüchtig abgetrocknet und warmgerieben. Man spürt dann bald die angenehme und kräftige Durchblutung des Unterleibes.

Man beginnt mit einer Minute und macht das Bad täglich um eine Minute länger, bis zu höchstens zehn Minuten. Dann vermindert man wieder täglich um eine Minute, bis man wieder beim Beginn angelangt ist. Demnach macht man das Sitzreibebad etwa durch drei Wochen hindurch. Das genügt. Nach einigen Monaten kann man ohne weiteres wieder von neuem beginnen.

So ein Sitzreibebad hat die stärkste ableitende Wirkung von allen Kaltwasseranwendungen. Die Verbindung der Wirkung des kalten Wassers mit der gleichzeitigen festen Abreibung der wasserumspülten Körperteile bringt die Erhöhung der Gesamtwirkung hervor.

So werden wir an dieses hervorragende Sitzreibebad bei allen Krankheitserscheinungen denken, bei denen eine besondere *Ableitung von Blutstauungen* und damit eine Belebung des Gesamtstoffwechsels erforderlich ist.

Da haben wir zum Beispiel ein sehr lästiges Leiden der venösen Blutstauung: *Hämorrhoiden.* Wenn sie so richtig jucken, brennen und bluten, dann machen sie uns sehr verdrießlich. Menschen, die dazu verurteilt sind, viel zu sitzen und noch dazu viel Ärger hinunterschlucken zu müssen, neigen besonders dazu. Bei Frauen werden unangenehme Hämorrhoiden nach schweren Entbindungen zu einem chronischen Übel.

Nun, Frauen und Männer können die üblen Knoten loswerden, wenn sie sich zum Sitzreibebad entschließen.

Die *Aderverkalkung* mit ihren vielen Folgeerscheinungen ist auch so recht ein Leiden, das sich durch systematische Sitzreibebäder sehr günstig beeinflussen läßt.

Ganz groß ist die Wirkung des Sitzreibebades bei der so unangenehmen *Darmträgheit*, die die Ursache vieler Leiden sein kann.

Es mag bequemer sein, irgendeines der vielen Abführmittel zu nehmen. Aber die Darmträgheit wird dadurch nicht geringer werden. Im Gegenteil: Durch alle Abführmittel wird der Darm zur Faulheit erzogen, die venösen Blutstauungen, die vielfach die Ursache sind, werden in keiner Weise behoben. Aber auch andere Ursachen, wie nervöse Schwäche des Darmes, chronische Krampferscheinungen, organische Veränderungen, Erschlaffungen, Senkungen usw., können durch Abführmittel niemals behoben werden. Bei kurzen Störungen kann man ja das eine oder andere Mal zu Abführmitteln greifen, sie aber dauernd zu nehmen ist Unsinn.

Bei chronischer Darmträgheit kann nur eine ordentliche arterielle

Durchblutung des gesamten Darmgebietes wieder Ordnung in den gehemmten Stoffwechsel bringen.

Und das kann weder durch Abführmittel, auch nicht durch Einläufe, sondern nur in Verbindung mit einer zweckentsprechenden Diät durch das kalte Sitzreibebad erreicht werden. Es mag etwas umständlicher sein, aber bei genügender Ausdauer muß es zum Erfolg führen, in der Voraussetzung, daß es sich nur um Darmträgheit, Erschlaffung oder nervöse Schwäche handelt und nicht etwa um einen Darmverschluß durch eine Geschwulst. Hier sind andere Heilmethoden erforderlich!

Auch Frauen sei das Sitzreibebad empfohlen. Nicht bei allen Frauenleiden, man wird da gut zu unterscheiden haben, und meist wird hier der Arzt entscheiden müssen. Doch bei *reinen Funktionsstörungen,* durch welche viele nervöse Erscheinungen auftreten, aber auch *chronische Kopfschmerzen und Migräne,* wird sich das Sitzreibebad hilfreich erweisen. Bei chronischen Veränderungen aber frage man seinen Arzt. Daß man während der monatlichen Regel kein Sitzreibebad macht, ist selbstverständlich.

Dem an und für sich Gesunden wird das Sitzreibebad eine Erfrischung sein, die er, ist er einmal an sie gewöhnt, nicht mehr missen mag.

Das Wechselbad

Wieder in anderer Weise regt das Wechselbad an. Es löst nicht nur die Stauungen in den Venen auf, sondern es bringt auch die arterielle Durchblutung richtig in Fluß. Und beides ist bei den meisten Stoffwechselerkrankungen, vor allem, wenn sie erhöhten Blutdruck als Begleiterscheinungen haben, sehr vorteilhaft und heilungsfördernd. Deshalb ist das Wechselbad ein Naturheilmittel bei *Aderverkalkung und ihren Folgeerscheinungen.*

In dem Zustand der heutigen Zivilisation mit ihren unzähligen Sünden in der Ernährung und Lebensweise eine fast unvermeidliche Krankheitserscheinung des beginnenden Alters. Der Beginn des Altwerdens ist sehr verschieden und richtet sich ganz nach der Lebensweise und den Erbanlagen. Es gibt Menschen, die mit vierzig Jahren schon alt sind, und andere, die es mit siebzig noch nicht sind. Bei den Männern spielt hierbei die natürliche Funktion der Keimdrüsen eine wichtige, ja ausschlaggebende Rolle.

Wohl sind wir in der Körperpflege gegenüber unseren Vorfahren sehr weit vorgeschritten. Unsere Kleidung ist einigermaßen vernünftig geworden, die körperliche Abhärtung wurde allgemein, vernünftiger Sport erhält die Menschen frisch, die Vorbeugung und Sicherheit gegenüber schweren Epidemien ist gegen ehedem außerordentlich. Das Durchschnittsalter des zivilisierten Menschen ist wesentlich höher, als es früher war.

Aber dafür werden unsere Nerven in unsagbarer Weise mißbraucht. Der immer wiederkehrende Wechsel der politischen Formen, die wiederholten wirtschaftlichen Zusammenbrüche, die furchtbaren Kriege mit all ihren Folgen, voll Grauen, Schrecken und Leid, und der immer mehr zunehmende Verkehr in den Städten, die Hast im täglichen Leben haben das Nerven- und Seelenleben der Menschen furchtbar zerrüttet. Geschädigte und kranke Nerven machen den Körper zweifellos frühzeitig für die Arterienverkalkung und andere Stoffwechselstörungen des Alters bereit.

Daher ist es notwendig, daß wir rechtzeitig dagegen einen Ausgleich finden, um den hohen und oft gefährlichen Erfordernissen des täglichen Lebens entsprechen zu können.

Neben vernünftiger Diät und gesundem Sport sind Wasser und Luft die großen Vorbeugungsmittel gegen Aderverkalkung. Die Luft wird uns durch die Atemübungen den notwendigen Sauerstoff zuführen, und das Wasser mag uns als kurzes kaltes Vollbad und als Wechselbad in seiner wohltuenden Weise dienlich sein.

Die Technik des Wechselbades ist ganz einfach: Man benötigt vier Gefäße, und zwar zwei Kübel für die Füße und zwei Waschbecken für die Hände und Unterarme. In die Kübel kommt so viel Wasser hinein, daß die Füße bis zu den halben Waden damit bedeckt sind, in die Waschbecken so viel, daß man die Arme bis zu den Ellbogen eintauchen kann. In einen Kübel und in ein Waschbecken kommt heißes Wasser, in die anderen brunnenkaltes.

Man steckt nun gleichzeitig Füße und Arme in das heiße Wasser und läßt sie zwei Minuten darin. Dann wechselt man schnell in das kalte Wasser, in dem sie aber nur fünfzehn Sekunden verbleiben. Die verschiedenen Zeiten, also langwarm und kurzkalt, muß man sich gut merken, denn nur dadurch wird der Erfolg verbürgt. Diesen Wechsel kann man fünf- bis zehnmal wiederholen. Mit heißem Wasser fängt man an, mit kaltem Wasser hört man auf.

Das kalte Bad

Während es für das Wechselbad kaum eine Gegenanzeige gibt, so daß es jedermann ohne Schaden anwenden kann, gebietet das kalte Bad eine Reihe von Vorsichtsmaßnahmen und Vorschriften.

Zunächst: Kalte Vollbäder in frischem Brunn- oder Quellwasser sind eigentlich keine Heilbäder, sondern dienen allgemeiner Nervenkräftigung und der Abhärtung. Sie sollen nur von an und für sich kräftigeren Menschen genommen werden, die gegen Nässe und Kälte keine außergewöhnliche Empfindlichkeit haben und die nicht ständig frösteln und frieren.

Und zum zweiten: Ein kaltes Vollbad darf nicht länger dauern als höchstens dreißig Sekunden, also eine halbe Minute. Gemeint ist das kalte Wannenbad, nicht das Schwimmbad. Dieses hat erstens meist eine höhere Temperatur, und zweitens macht man sich darin ja fleißig Bewegung.

Drittens: Nach einem solch kurzen kalten Vollbad macht man schnell einige Turnübungen, wie etwa ein paar tiefe Kniebeugen und ein paarmal den Rumpf vorwärts- und rückwärtsschwingen. Dies kurze Turnen macht man noch im nassen Zustand. Dann trocknet man sich flüchtig ab und zieht sich schnell an, um gleich wieder in Bewegung zu kommen.

Auf diese Weise ist ein kaltes Vollbad ein Wundermittel der Kräftigung, Abhärtung und Vorbeugung gegen Trägheit des Stoffwechsels und damit ein Vorbeugungsmittel gegen Gicht, Rheuma, Aderverkalkung, Blutstauungen, Organverhärtungen, Steinbildung, Katarrhe und Nervenschwäche. Besonders aber ist dieses kurze Eintauchen des ganzen Körpers in quellkaltes Wasser eines der besten Mittel gegen *Schlaflosigkeit*. Da nimmt man das Bad am besten am Abend oder auch selbst in der Nacht. Heraus aus dem warmen Bett, hinein ins kalte Wasser und schon wieder zurück ins warme Bett. Das darf alles zusammen nicht länger dauern als eine halbe Minute. So wird es zum Heilbad! Und dies ist der Zweck und nicht etwa, daß sich jemand durch Übertreibung Schaden zufügt. Übertreibung aber ist schon, wenn jemand länger als eine halbe Minute im kalten Wasser bleibt. Denn dann wird bereits zuviel Wärme dem Körper entzogen, und dadurch tritt gerade die umgekehrte Wirkung als die gewünschte ein. Statt Kräftigung und Beruhigung Schwächung und Aufregung!

Darum wie bei allen naturgemäßen Anwendungen: rechte Vernunft und Mäßigung!

Das warme Bad mit Zusätzen

Das einfache warme Bad dient im allgemeinen zur Reinigung. Es wirkt freilich auch anregend auf den Stoffwechsel und die Drüsenfunktionen und dadurch, richtig angewandt, erfrischend und beruhigend. Auch dem einfachen Warmbad soll immer eine kühle Abbrausung folgen.

Zum Heilbad wird aber das Warmbad, wenn man ihm bestimmte heilkräftige Zusätze zumischt. Die können schmerzstillende, eröffnende und zusammenziehende Eigenschaften haben und müssen so dem jeweiligen Leiden entsprechende Anwendung finden.

Als *bewährte Badezusätze* sind uns bekannt: Heublumen, Haferstroh, Latschenextrakt, Fichtennadeln, Zinnkraut, Eichenrinde, Kamille, Walnußblätter, Kleie und Salz.

Heublumen. Sie sind Abfälle und Ablagerung, die wir unter dem Heustock finden. Sie bestehen aus den Blüten, Samen und Blättern der vielen Gräser und Blumen unserer Wiesen. Heublumen von Bergwiesen haben eine größere Heilkraft als die der Täler, und auch die der trockenen und sonnigen Wiesen sind besser. Sie enthalten viel ätherische Öle, die der eigentliche heilwirksame Bestandteil sind. Sie üben auf die Haut einen gelinden Reiz aus, und mit diesem entsteht eine höhere Ausscheidung, besonders der überschüssigen Harnsäure. So wird das Heublumenbad bei allen *gichtig-rheumatischen Zuständen* zu nehmen sein. Auch bei *Gallen- und Nierensteinen* hat es sich bewährt. Jedoch wird man einfache Heublumenbäder nur im Anfangsstadium der genannten Leiden anwenden, während man bei vorgeschrittenen Krankheitsfällen nur mehr von den tiefer wirkenden Überwärmungsbädern einen Heilerfolg erwarten kann.

Die Zubereitung des Heublumenbades ist einfach: Man nimmt einen Fünflitertopf, füllt ihn zur Hälfte mit Heublumen an, gießt Wasser auf und läßt die Heublumen etwa eine halbe Stunde kochen. Den Absud setzt man dem Badewasser zu.

Hier sei auch an das *Heubad* erinnert, ein altes Tiroler Volksheilmittel. Dort wird der Rheumakranke tief in das Bergheu eingegraben und bleibt darin bis zum gründlichen Schweißausbruch liegen. Die nichtwassergelösten ätherischen Öle entwickeln eine außerordentliche Heilkraft. Es werden von diesen Heubädern sehr schöne Heilerfolge gemeldet. Das gesamte Heu eines Heustockes, in dem ein Mensch bis zum Schweißausbruch liegen blieb, ist für Fütterungszwecke nicht mehr verwendbar. Rind und Pferd rühren solches Heu nicht mehr an.

Haferstroh als Badezusatz ist ausgesprochen schmerzlindernd und nervenstärkend. So wird es hauptsächlich bei *tiefliegenden Schmerzen und bei Koliken des Unterleibes* zu verwenden sein. Während dafür die Bäder möglichst heiß sein sollen, wird man sie lauwarm zubereiten, wenn sie *nervenstärkend und schlafbringend* wirken sollen.

Die Zubereitung ist die gleiche wie bei den Heublumen.

Beliebt ist der Absud des Haferstrohs auch zur Bereitung des Sitzbades gegen Schmerzen und Entzündungen des Unterleibes. Frauen tun gut, diese Sitzbäder immer mit leicht ansteigender Temperatur zu nehmen. Sie werden dadurch wesentlich heilkräftiger. Gebärmutter- und Eierstockentzündungen werden besonders gut beeinflußt.

Kamillenbäder sind allgemein bekannt und als Hausmittel weit verbreitet. Ihre Wirkung ist dem Haferstroh ähnlich, jedoch stärker und tiefer. Sehr nervöse Menschen aber sollen Kamillenbäder nicht nehmen, da sie zu anregend sind.

Das *Zinnkrautbad* entfaltet eine spezielle Heilwirkung bei Erkrankungen der Harnorgane, und es wird am besten als temperaturansteigendes Sitzbad genommen werden, das heißt, daß man dem Bad langsam heißes Wasser zuschüttet. Auf diese Weise genommen, wird die Heilwirkung bei *Nierenbeckenentzündungen mit Koliken* sowie bei *Blasen- und Harnröhrenkatarrhen* eine vortreffliche sein. Bei Nieren- und Blasenblutungen darf jedoch kein heißes Bad genommen werden. Gemischte *Zinnkraut-Kamillen-Bäder* sind wiederum bei verschiedenen Hautkrankheiten vorteilhaft, so bei *Ekzemen und pustulösen Hauterkrankungen.*

Eichenrindebäder haben eine zusammenziehende und entzündungsheilende Wirkung und sind bei kranken, offenen Hautstellen *schorfbildend.* Durch ihre zusammenziehende Wirkung verbürgen Eichenrindebäder guten Erfolg bei *Unterleibsleiden der Frauen,* so bei Katarrhen und zu starken Regeln. Auch bei venösen Stauungen, die die Ursache der *Hämorrhoiden* sind, bewähren sich Eichenrinde-Sitzbäder. Oft verlangt das *offene Fußgeschwür,* eines der langwierigsten Leiden, das ebenfalls seine Ursache in den Blutstauungen der Venen hat, Fußbäder. Hierfür mischt man Eichenrinde mit Kamillen und Zinnkraut und nimmt das Fußbad auch in temperaturansteigender Weise. *Offene Froststellen* werden durch Eichenrindebäder oder -auflagen besonders gut beeinflußt. Nach dem Bad verbindet man die Froststellen mit Johanniskraut-Öl.

Fichtennadel- und Latschenbäder enthalten heilkräftige ätherische

Öle sowie das im Harz befindliche Terpentin. Das Latschenbad ist kräftiger, das Fichtennadelbad leichterer Natur. Man kann sich den Absud aus den feingeschnittenen Latschen- oder Fichtenspitzen selbst herstellen, aber einfacher ist, man verwendet die käuflichen Extrakte. Die Tabletten, Pulver und Salze sind meist Kunstprodukte, man bleibe besser bei der reinen Natur. Fichtennadel- und Latschenextrakte geben dem Badewasser eine bräunliche Färbung, während durch die Kunstprodukte das Wasser grün wird. So läßt sich leicht feststellen, ob man den richtigen, das ist den natürlichen Badezusatz anwendet. Fichtennadel- und Latschenbäder beeinflussen auf das beste das Nervensystem, sie wirken *beruhigend und erfrischend,* und so sind sie so recht die Heilbäder für unsere durch diese Zeit so sehr mitgenommenen Nerven. Gleichzeitig entströmen dem Badewasser die mit ätherischen Ölen gesättigten Dünste, die *lästige Schleimansammlungen* in den oberen Atmungsorganen lösen. Das ist natürlich-befreiend und erleichternd. Sehr kräftig zubereitete Latschenbäder wirken in hervorragender Weise *entfettend,* besonders dann, wenn sie als Überwärmungsbäder genommen werden. Im allgemeinen wirken Fichtennadel- und Latschenbäder anregend auf den *gesamten Stoffwechsel* und sind auch dadurch sehr beliebt geworden.

Kleienbäder haben einen tiefberuhigenden Einfluß auf *Hautentzündungen* und sind darin in ihrer Wirkung den Käsepappelbädern verwandt. Man wird sie bei stark entzündlichen Hautkrankheiten, wie *Ekzeme und Akne,* verwenden und oft bei diesen sehr schwer heilenden Leiden Erfolge haben.

Salzbäder sind in der Hauptsache als *Solebäder* von bester Heilwirkung bei *Stoffwechselstörungen* und *rheumatischen Erkrankungen.* Sie werden dort verabfolgt, wo Salzsiedehäuser bestehen, also in *Ebensee, Bad Ischl, Hallein, Hall* und *Bad Reichenhall,* die alle durch die Solebäder bedeutende Kurorte wurden. Gewöhnliche Salzbäder sind auch heilsam, doch soll man das rote Steinsalz hierzu verwenden. Sie sind ebenfalls leicht hautreizend und steigern die Ausscheidung von Wasser, Harnstoff und Kohlensäure. Vielfach wird Salz auch Kräuterbädern zugesetzt, um die Wirkung zu erhöhen. Besonders beliebt und anregend ist die Mischung von Latschenextrakt und Sole, die kaum wie eine andere Mischung im besten Sinn des Wortes ganz allgemein wirkt und bei allen Stoffwechselerkrankungen schöne Heilerfolge gewährt.

Dampfbäder

Das große Dampfbad ist ausgesprochen eine Sache der Kuranstalten. Es erübrigt sich also, ihre Technik zu schildern.

Die sogenannten Kastendampfbäder, wie sie einmal für den Heimgebrauch angefertigt wurden, sind abzulehnen, weil sie dem ordentlichen Dampfbad in keiner Weise entsprechen, bei geringster Unbedachtsamkeit schwerste Unglücksfälle hervorrufen können und weil sie schließlich den Kranken zu Anwendungen veranlassen, die unter Umständen nicht förderlich für seine Gesundheit sein können. Kurzum, ein Dampfbad nimmt man nur in einer Kuranstalt, die vollkommen darauf eingerichtet ist und die Gewähr gibt, daß diese vorzüglichen Heilbäder richtig verabfolgt werden.

Das Dampfbad ist uralt. Der römischen wie der deutschen Badekultur ist es ebenso bekannt wie der russischen und nordländischen, besonders der finnischen, von wo aus das Dampfbad als »Sauna« weltberühmt wurde. Aber ebenso alt sind die Vorschriften, unter denen das Dampfbad genommen werden soll. Sie blieben immer gleich bis zum heutigen Tag und können sich auch aus der Natur ihrer Gesetze nicht ändern.

Vor allem muß das Dampfbad als Ganzes genommen werden, das heißt, der Dampf muß auch miteingeatmet werden. Es ist auch besser, während des Dampfbades in leichter Bewegung zu sein, das heißt, in dem Raum langsam auf und ab zu gehen. Wie lange man sich der Dampfwirkung aussetzen soll, richtet sich ganz nach der körperlichen Beschaffenheit. Herzschwache, Lungenkranke, Frauen mit einer Überfunktion der Schilddrüse und zu starken monatlichen Blutungen dürfen Dampfbäder überhaupt nicht nehmen. Solche, die an zu hohem Blutdruck leiden, werden einige Vorsicht walten lassen. Bei einem Blutdruck über 200 mm Quecksilber (den Blutdruck läßt man sich von Zeit zu Zeit von einem Arzt kontrollieren) nimmt man besser kein Dampfbad mehr.

Als Heilfaktor kommt das Dampfbad in der Hauptsache für *Rheumatiker und Gichtleidende* sowie für Personen mit *Stoffwechselträgheit und venösen Stauungen* in Frage sowie für *Nieren- und Gallensteine,* dann aber auch bei *Nervenentzündungen* und unter Umständen auch bei den schwersten Leiden des Zentralnervensystems, wie etwa bei der furchtbaren multiplen Sklerose und bei Tabes dorsalis. Freilich kann das Dampfbad bei diesen schweren Leiden nur heilunterstützende Wirkung haben. Sehr empfehlenswert ist das Dampfbad bei allen Folgeerscheinungen der sogenannten *Fokalinfektion,* also der Selbstvergiftung durch Eitererreger. Selbstverständlich leistet das Dampfbad bei *Harnsäureüberschuß* (harnsaure Diathese) und ihren Folgen hervorragende Dienste, wie es ja auch bei der *Fettsucht* seit alters her berühmt ist. Nur gerade bei der Fettsucht erlebt man immer wieder die feuchtfröhliche Komödie, daß der angeschoppte Fettwanst sofort nach dem Dampfbad das Kilogewicht, das er verlor, im nächsten Gasthaus wieder sich einverleibt. Das Geschäft hierbei macht das Gasthaus und die Kuranstalt, keinesfalls der Fettleibige!

Auch den Frauen während der *Wechseljahre,* wenn sie ansonsten gesund sind, sei das Dampfbad recht empfohlen. Gerade in diesen gefährlichen Jahren produziert der Frauenkörper manches schleichende Gift, das, wenn es rechtzeitig ausgeschieden wird, ungefährlich ist, aber zu schweren Erkrankungen führt, wenn es im Körper seine Wirkung entfalten kann.

Hier sehen wir schon, wie sehr das Dampfbad eine *vorbeugende Wirkung* entfaltet, und darin liegt wohl sein Hauptnutzen.

Es weiß keiner recht, was in ihm steckt, und irgendeine Krankheitsanlage trägt infolge unserer Erbmasse, Überzivilisation, falschen Ernährung und Nervenbelastung jeder in sich. Deshalb müssen wir jedes Mittel willkommen heißen, das uns hilft, einigermaßen auf der Höhe zu bleiben, um den ungeheuren Anstrengungen gerecht zu werden, die noch von uns gefordert werden. Über die seelischen Notwendigkeiten wollen wir noch später sprechen. Hier interessiert uns, wie wir den Leib rein, gesund und stark erhalten. Und da ist uns das Dampfbad mit all seinem Zubehör ein großes Hilfsmittel, das bei uns noch viel zuwenig volkstümlich ist. »Durchhalten«, um ein ganz modernes Wort zu gebrauchen, wird nur der, der seinen Körper gesund erhält und alles tut, um sich vor Erkrankungen zu schützen.

Und für diese Vorbeugung ist das Dampfbad eines unserer bewährtesten Hilfsmittel. Man muß es aber nur richtig anwenden. Das heißt: Nach dem eigentlichen Dämpfen muß man eingepackt werden, um in Ruhe noch nachzuschwitzen, nachher wird der Körper gründlich mit frischem Wasser abgebraust. Dem folgt eine Massage durch kundige Hände, und zum Schluß muß der ganze Körper mit einem erfrischenden Hautfunktionsöl eingerieben werden. So ein gründliches Dampfbad bringt in den ganzen Körper »neues Leben«, reinigt die Organe, die Säfte, stählt Muskeln und Knochen, kräftigt die Nerven und gibt damit auch seelischen Auftrieb, Selbstbewußtsein und Lebensschwung.

Der Lehm, ein großes Heilmittel

In Sobernheim bei Krefeld in Westfalen lebte ein berühmter Pastor. Man nannte ihn nur den »Lehmpastor«, denn er hatte den Lehm als das große Heilmittel unserer Mutter Erde wieder bekannt und berühmt gemacht. In seiner riesigen Heilanstalt hatte *Pastor Felke* jährlich viele Zehntausende Patienten mit seinen *Lehmkuren* meist sehr radikal behandelt, denn er steckte die Kranken in den kalten Lehm und ließ sie stundenlang darin. Da gab es bei Schwächlichen und Empfindlichen manche schwere Krise, aber auch viele großartige Heilungen, die noch mit einer besonders strengen vegetarischen Diät, die oft nur aus reiner Rohkost bestand, unterstützt wurden. Die Norddeutschen waren jedenfalls von ihrem Lehmpastor begeistert, und er war in der Deutschen Ebene nicht weniger berühmt, geliebt und geehrt wie unser gemütlicher Prälat Kneipp in der südlichen Berglandschaft. Pastor Felke wurde aber auch noch dadurch berühmt, weil er sich ausgezeichnet auf die »Augendiagnose« verstand und mit einem Blick auf die Regenbogenhaut wirklich verblüffende Krankheitsbefunde stellen konnte. Er hat auch ein vielgelesenes Buch über die Augendiagnose geschrieben. Der Einfluß, den er als Heilpraktiker auf die Kranken nahm, war wunderbar. Wieder zeigte sich bei Pastor Felke, wie unendlich groß die seelische Kraft eines Arztes sein kann und wie sie die Grundlage jeder echten Heilung sein soll. Der Kranke begab sich ganz in seine Hand, und keiner hätte gewagt, dem Lehmpastor auch nur in irgendeiner Kleinigkeit zu widersprechen. Man nahm alles als unbedingte Wahrheit an, was immer er anordnen mochte oder von den Kranken forderte. So waren seine Heilerfolge außergewöhnlich, und sein Ruf in Deutschland war unbestritten. Als Erbe hinterließ der Lehmpastor, geradeso wie Prälat Kneipp, kein Geld – das hatten sie den Armen gegeben –, aber ausgezeichnete diätische Anweisungen, ein wunderbares homöopathisches Arzneisystem und den Lehm als Heilmittel.

»Lehm als Heilmittel«, das war an und für sich nichts Neues, aber die Anwendungsform, wie sie Felke erfand, war Neuland und schien nach den Erfolgen der Überprüfung wert. Felke grub seine Kranken in Lehm so tief ein, daß nur das Gesicht allein frei blieb. Und zwar ausschließlich in kalten Lehm, und das auf drei bis fünf Stunden und oft noch länger. Das bedingt natürlich einen sehr starken Wärmeentzug. So ein Lehmbad ist also das Umgekehrte wie das Überwärmungsbad. Während bei diesem höhere Körperwärme erzeugt wird, entzieht der kalte Lehm Wärme, und es kommt auf diese Weise zu einer Reizbehandlung, die eine ganz besonders starke Tiefenwirkung hat. Es mag auch sein, daß jeder Lehm schwach radioaktiv ist und somit noch dieser besondere Heilfaktor hinzukommt.

Angeordnet hat Pastor Felke das Lehmbad bei allen Krankheiten, ohne Rücksicht auf Krankheitsursache und Konstitution. In dieser gleichgeschalteten Behandlung liegt eine gewisse Gefahr.

Denn jede wirklich erfolgreiche Krankenbehandlung muß individuell sein, das heißt, sie muß sich mit dem einzelnen Menschen, seinen Anlagen, seiner Körperbeschaffenheit und seinem Seelenleben beschäftigen. Sie muß die Ursachen und die Auslösung der Krankheit berücksichtigen. Es gilt also, sehr viele Unterschiede zu machen und nicht einfach Mensch gleich Mensch zu setzen. In der ganzen Natur sind nicht zwei Blätter oder zwei Gräser gleich. Wie sollten zwei Menschen gleich sein?

Gewiß ist das *kalte Lehmbad* ein hervorragendes und sehr tief wirkendes Heilmittel, aber es setzt doch eine noch kräftige und robuste Person voraus, an der man es anwenden kann. Dann kann man mit dem Lehmbad große Erfolge erzielen bei *tiefliegenden Stoffwechselstörungen und Stoffwechselträgheit,* bei *Fettsucht,* bei *Geschwüren des Magens und des Darms,* ja selbst bei *krebsartigen Leiden,* besonders der Verdauungsorgane und der Leber. Auch *Rheuma- und Gichtkranke,* die den starken Wärmeentzug erleiden, können Heilung durch Lehmbäder finden. Bestimmt aber nicht solche, die auf Kälte und Nässe empfindlich sind. Zweifellos hat das Lehmbad eine hervorragende Wirkung bei *Blutdruckerhöhung* und *Aderverkalkung,* besonders wenn diese Leiden schon in jüngeren Jahren auftreten und mit starken Hitzewallungen verbunden sind. Bei *schweren Eiterprozessen* verschiedener Art konnte man in Sobernheim große Heilerfolge beobachten. Allerdings darf man nicht vergessen, daß dort die Lehmbehandlung mit einer tiefwirkenden homöopathischen Kur verbunden war.

Zwei Dinge sind sicher: Zu einer durchgreifenden Lehmbehandlung gehört ein *gesundes Herz* und auch dann noch *ärztliche Kontrolle.* Denn zur durchgreifenden Kur gehören einundzwanzig Bäder, und um die durchzuhalten, muß man, wie man zu sagen pflegt, von »guten Eltern« sein. Die Erfolge aber, die man beobachten konnte, grenzten oft ans Wunderbare.

Einfach und ungefährlich ist die lokale Anwendung von *Lehm* in

Form von dickbreiigen *Auflagen und Umschlägen*. Ihr Wirkungsgebiet ist groß.

Bekannt von alters her ist die Heilwirkung des Lehmwickels bei
allen *Verstauchungen und Verrenkungen*. Dabei ist es sehr vorteilhaft, dem kalten Lehmbrei etwas Arnika-Tinktur beizurühren,
denn die Arnika ist ein besonderes Spezialheilmittel bei allen Folgen nach Stoß, Fall oder Schlag. Die Technik solcher Lehmum-
schläge ist sehr einfach. Auf ein Stück Tuch wird der kalte, breiig
angerührte Lehm gut fingerdick aufgestrichen, dann wird das Ganze
über die kranke Stelle geklatscht und mit einem trockenen Verband
festgemacht. Der Lehm bleibt so lange aufgelegt, bis er trocken ist.
Man verwendet Lehmwickel außerdem bei *Magen- und Darm-
geschwüren*, bei *Gallenblasen- und Blinddarmentzündung* – insofern die letztere nicht eine dringende Operation erfordert –, wei-
ters bei *Bronchitis und Lungenentzündung*. Doch ziehe ich bei diesen beiden Leiden den Milchwickel oder die Topfenauflage vor.

Hingegen bewähren sich Lehmwickel sehr bei allen *eitrigen Wunden*. Hier, wie bei Auflagen auf alle offenen Stellen, muß der Lehm
keimfrei sein. Man erreicht dies, wenn man ihn dünn ausstreicht
und unter Sonnenbestrahlung trocknen läßt. Die »Luvos-Heilerde«
ist bereits keimfrei.

Bei eitrigen Wunden rührt man den Lehm mit Ringelblumen- und
Johanniskrauttee an. Dies tut man ebenfalls beim offenen Fußgeschwür, zu dessen Heilung der Lehmwickel außerordentlich geeignet ist.

Sehr schöne Erfolge sah ich durch Lehmwickel bei *Migräne*, wenn
ihre Ursache in einer Stoffwechselstörung der Leberfunktion zu
suchen war, eine der häufigsten Ursachen dieses Leidens. In diesem
Falle müssen die Lehmwickel in der anfallfreien Zeit über die
Lebergegend gemacht werden.

Groß ist die Heilwirkung des Lehmwickels bei allen *Erkrankungen
der Knochen*, besonders bei allen eitrigen Entzündungen des Kno-
chens, sei die Ursache nun tuberkulös oder septisch oder auch nach
einer Schußverletzung. In dem Tee der Beinwellwurzel, auch Wall-
wurzel genannt (Symphytum officinale), haben wir das beste Mittel, mit dem man den Lehm anrührt. Die Umschläge müssen entsprechend der Natur des Leidens sehr lange fortgesetzt werden.

Immer müssen die Lehmwickel kalt aufgelegt werden. Auch die
Teezusätze sollen wieder ausgekühlt sein. Der Wickel soll ziemlich
fest angelegt sein, und er bleibt liegen, bis der Lehm an der Haut
getrocknet ist. Während des Schlafes ist die Wirkung besonders gut.

Ich habe von diesen Nachtwickeln immer bessere Erfolge gesehen als von jenen, die während des Tages angelegt wurden. Das hat seinen Grund darin, daß wir uns während des Schlafes vollkommen passiv zur Heilkraft befinden und so diese sich unbeeinflußt von unserer geistigen und seelischen Einstellung entfalten kann. Ich bin überhaupt der Meinung, daß wir den Schlaf viel zuwenig für Heilzwecke auswerten.

Lehm ist aber auch ein bedeutendes inneres Heilmittel und wird als solches *Heilerde* genannt. Man nimmt morgens nüchtern ein bis zwei Eßlöffel besonders gereinigten Lehm in einem kleinen Trinkglas kalten Wassers. Lehm enthält alle Mineralsalze in hochverdünnter Weise. Darauf beruht ein großer Teil der Heilwirkung, die sich in der Hauptsache auf *Stoffwechselstörungen* und *Erkrankungen der Verdauungsorgane* erstreckt. Jedenfalls ist Heilerde ein ausgezeichnetes Mittel zur *Darmreinigung* und damit auch ein allgemein reinigendes Mittel. Man muß es einige Monate, am besten zur Frühlingszeit, nehmen. Auch hier sei an die Luvos-Heilerde erinnert.

Der Sand

Sand ist gewissermaßen das Gegenteil von Lehm. Sand ist trocken und warm, Lehm feucht und kalt.

Die alten Ärzte haben sowohl bei den Krankheiten wie bei den Heilmitteln sehr interessante Unterschiede gemacht zwischen kalt und warm sowie zwischen feucht und trocken. Sie teilten darnach Krankheiten und Heilstoffe ein und hatten in vieler Hinsicht recht, beiden in diesem Sinne eine Charakteristik zu geben. Denn es gibt feuchte und kalte Erkrankungen sowie auch warme und trockene, jedoch auch feucht-warme und trocken-kalte. Dieser Einteilung entsprechend gaben die alten Ärzte dann ihre Heilmittel, die wiederum eine ähnliche Einteilung hatten. Da sie im allgemeinen mit Gegensätzlichem behandelten, gaben sie bei feuchten Erkrankungen trockene Heilstoffe, bei warmen Leiden kalte Arzneien usw. Es ist aber auch möglich, mit den artgleichen Heilstoffen zu behandeln, also feuchte Erkrankungen mit feuchten Arzneien. Dies gilt insbesondere bei Arzneien, die einzunehmen sind. So ist zum Beispiel der Sumpfporst eine feuchte Arzneipflanze und ein Heilmittel gegen den Erkältungsrheumatismus, der nach den alten Ansichten zu den feuchten Krankheiten zählt. Blutdruckerhöhung ist eine warmtrockene Erkrankung, und sein großes Heilmittel ist die Arnika mit der gleichen Eigenschaft.

Aber bei den äußerlichen Anwendungen, bei Wickeln und Bädern, wird man meist das Entgegengesetzte anwenden müssen. Es gibt Menschen, die hochgradig gegen Nässe und Kälte und gegen alles Feuchte empfindlich sind. Bei diesen besteht die Gefahr, daß man mit kalten Wickeln oder Auflagen eher Schaden als Heilung erreicht. Zu solchen Kranken gehören zum Beispiel die meisten Asthmatiker und sehr viele Rheumatiker. Andere vertragen warmtrocken nicht, weil ihre ganze Konstitution schon trocken-heiß ist. Dazu können die Sklerotiker gehören, also die Menschen mit Aderverkalkung. Denen wird jede gründliche Kaltwasseranwendung guttun.

Immer wieder erkennen wir, wie sehr unterschiedlich die Natur ist und wie die Behandlung sich nach den persönlichen Eigenschaften des Patienten richten muß. So muß auch das Wissen des Arztes ein unendlich großes sein. Nicht nur in all dem vielen, das ihn die Schule lehrt, sondern gerade in jenen feinen Unterschieden, die wir in der gesamten Natur antreffen.

Ich habe schon den tragischen Fall des Kurgastes an der Adria erwähnt, der im heißen Sand eine Herzlähmung erlitt. Er wäre vor dem Schicksal bewahrt geblieben, wenn er sich vor seiner Kur von einem verständigen und wissenden Arzt hätte beraten lassen. Der hätte diesem Sklerotiker sicher gesagt, daß er im heißen Sand unter der glühenden Sonne nichts zu suchen habe. Es sei mit diesem Beispiel auch gesagt, daß man sich eben vor jeder Kuranwendung richtig beraten lassen soll.

Richtig verordnet, sind heiße Sandbäder ein wundervolles Heilmittel, das für alle trocken-heißen Behandlungen von besonderer Tiefenwirkung ist. In unseren Breitegraden können solche Sandbäder natürlich nur an heißen Sommertagen gemacht werden. Denn künstlich den Sand zu erwärmen, hat für Ganzbäder wenig Sinn und wenig Erfolg. Der Sand muß während des ganzen Bades weiterhin tief durchwärmt bleiben, und das kann nur die südliche Sonne. Zu ihr kommt dann noch die großartige Heilwirkung der jod- und salzreichen Luft.

So konnte man etwa in Grado an der Adria mit seinem berühmten Strand sehen, wie *skrofulöse Kinder* schnell von allen Erscheinungen ihrer Leiden befreit wurden oder wie schwerste *Rheumatiker* nach ein paar Wochen ihre Krücken in den Winkel stellen konnten.

Aber auch *Asthmatiker, Kehlkopf- und Bronchienkranke* fanden Heilung.

Die lokale Anwendung von heißem Sand ist ebenso unbedenklich wie jene des Lehms.

Wo tiefe trockene Durchwärmung notwendig ist, kann man heiße Sandsäckchen auflegen, die man aber durch Wärmeflaschen oder Heizkissen heiß erhalten muß. Denn nur eine Dauerbehandlung kann Erfolg bringen. Oft kann man im vorhinein nicht sicher beurteilen, ob dem Patienten heiß-feucht oder heiß-trocken besser tut. Ob kalt oder heiß anzuwenden ist, das muß jeder Arzt unterscheiden können. Aber ob heiß-feucht oder heiß-trocken besser ist, muß der Patient selbst entscheiden. In der Art der wohltuenden Wirkung wird er es bald feststellen können.

Erfahrungsgemäß ist die *trocken-heiße Behandlung* bei Erkrankungen der Drüsen und ihrer Anhangsorgane vorteilhaft, so etwa bei *Gallenblasenentzündung und Nierenbeckenentzündungen.* Aber auch *Koliken des Darmes* sprechen oft auf trocken-heiße Auflagen besser an, und auch bei verschiedenen *lokalen rheumatischen Entzündungen* ist dies der Fall. Hingegen vertragen Nervenentzündungen selten eine trockene Durchwärmung in Form von Auflagen. Das gleiche gilt, wenn man Furunkel oder Blutschwäre zur Reifung bringen will, zum »Aufzeitigen«, wie so trefflich der Volksmund sagt. Hier können ausschließlich nur feucht-heiße Kompressen helfen, wozu man die verschiedensten Mittel anwendet, wie Lehm, Kamillen, Heublumen, Leinsamen, Zwiebeln, Käsepappel, Bockshornklee und noch manche andere Heilkräuter. In ihrer Wirkung sind sie sich alle ziemlich ähnlich. Dem einen hilft dies, dem anderen jenes. Hier kann nur die Erfahrung die Wahl entscheiden.

II. Die Apotheke der Natur

Das Sammeln der Heilkräuter

Die richtige Verwendung der Heilkräuter beginnt beim Sammeln.
Nach einer alten Regel soll man Früchte, Blüten und Kraut im zunehmenden Monde, die Wurzeln aber im abnehmenden Monde
sammeln. Es ist bekannt, daß der Mond auf alle Geschehnisse der
Erde einen großen Einfluß ausübt und daß bestimmte Rhythmen
von seinen Phasen abhängig sind. Bei den Pflanzen ist es nun so,
daß ihre lebenserhaltenden Säfte im zunehmenden Monde aufwärtssteigen, während sie im abnehmenden Monde mehr in der
Wurzel verbleiben. Alte Holzfäller wußten diesen Vorgang richtig
zu verwerten, indem sie die Bäume im abnehmenden Monde fällten, weil dann das Holz viel schneller trocknete. Man müßte, wie
Paracelsus es auch tat, zu diesen erfahrenen, naturverbundenen
Menschen in die Schule gehen, wollte man von den Geheimnissen
der Natur mancherlei erfahren, was selbst unserer so fortschrittlichen Zeit noch verborgen ist. Diese alten Männer und Frauen, die
sich die innere Schau in die Natur bewahrt hatten, wußten manches, was heute durch komplizierte Forschungen wieder entdeckt
werden muß, manche ihrer Mittel, die als abergläubische Sympathiemittel durch Jahrzehnte verspottet wurden, haben sich bei
einer genauen Untersuchung als echte Heilmittel erwiesen. Um nur
ein Beispiel zu erwähnen: In alten Zeiten haben alternde Männer
das pulverisierte Mark aus den Geweihen der Hirsche eingenommen, um das Erlöschen der Manneskraft zu verhindern. Natürlich
wurde dies in der Zeit der »Aufklärung« als wüstes Sympathiemittel angesehen, als Heilmittel verworfen und schließlich vergessen. Vor kurzer Zeit aber wurde nun festgestellt, daß das Mark
des Hirschgeweihes besonders viele männliche Sexualhormone enthält, und damit war die ganz natürliche heilkräftigende Eigenschaft erwiesen. Die Alten haben von Hormonen keine Ahnung gehabt, aber mit ihren natürlichen und unverbildeten Sinnen fanden
sie die richtigen Heilmittel.
Und so wird eines Tages eine verfeinerte Untersuchungsmethode,
insbesondere die der Strahlentechnik, die ja noch ganz in den Kinderschuhen steckt, auch die strahlenmäßigen Einflüsse des Mondes
und auch anderer Gestirne nachweisen, und man wird wissenschaft-

lich zur Erkenntnis kommen, daß der zunehmende Mond eine andere Wirkung hat als der abnehmende.

Bis dorthin aber wollen wir uns den überlieferten Gesetzen ruhig anvertrauen und den Erfahrungen der Alten Glauben schenken. So wollen wir uns merken, daß es besser und richtiger ist, Kräuter, Blüten und Früchte, kurz, was über der Erde ist, im zunehmenden Monde, die Wurzeln aber, also was in der Erde ist, im abnehmenden Monde zu sammeln.

Ein weiterer Grundsatz ist, daß man Blüten in der Zeit ihrer schönsten Entfaltung sammelt, die Früchte in ihrer besten Reife und den Samen aus vollreifen Früchten oder wenn er ganz ausgereift ist, also knapp bevor er abfällt. Die Wurzeln aber gräbt man möglichst im Frühjahr aus, kurz nachdem das Kraut zu treiben beginnt. Bei der Besprechung der einzelnen Heilkräuter wird die beste Sammelzeit immer angegeben sein, und an diese halte man sich.

Ein ansehnlicher Teil der Heilkräuter wird im Frühsommer gesammelt. Es ist dann nicht gut, so wie man die Heilkräuter findet, einfach alle zusammen in einen Sack zu stecken. Kräuter sind sehr empfindlich, und viele von ihnen vertragen sich miteinander gar nicht. So weiß zum Beispiel jeder Weingartenbesitzer, daß er in seinem Weingarten keinen Kohl pflanzen darf, weil die Rebe den groben Nachbar nicht verträgt. Auch Rosen und Nelken sind einander feindlich gesinnt. Wir wissen noch sehr wenig über diese Eigenschaften bei den Pflanzen. Aber es steht fest, daß die Heilkräuter sehr verschiedene Erde und Umgebung zu ihrem Wachstum brauchen. Die einen wollen feuchten Boden, die anderen trockenen, manche brauchen lehmhaltige Erde, andere sandige. Einige wachsen in feuchten Gräben, andere nur auf sonnigen Waldschlägen. Also es hat jedes Heilkraut seine Eigenschaften, sein eigenes Gesicht und seine Lebensweise. Das muß man berücksichtigen, und so darf man sie auch nicht kunterbunt durcheinander mischen, sondern man muß sie von vornherein schon getrennt behandeln.

Man wirft die Heilkräuter nicht, wie man sie findet, in einen Sack, sondern hält sie möglichst voneinander getrennt. Die aber in ihrem Wachstum in guter Nachbarschaft leben, kann man zusammentun. An verschiedenen Orten und unter verschiedenen Verhältnissen gedeihende Pflanzen wird man auseinanderhalten.

Man sammelt nur Heilkräuter von gänzlich ungedüngtem Boden. Der größte Teil ist ohnedies auf von Menschenhand unberührtem Boden zu finden. Heilkräuter, die auf kunstgedünger Erde wachsen, kann man ruhig stehenlassen. Sofern sie noch Heilkraft haben, ist diese durch den Kunstdünger wesentlich verändert. Der Heilwert ist nicht mehr kontrollierbar, und die alten Erfahrungen treffen selbstverständlich nicht mehr zu.

Auch kranke Menschen sollen nicht Heilkräuter sammeln, jedenfalls nicht für andere. Die Kräuter sind überaus empfindlich, und die Heilkraft wird durch kranke Menschen bestimmt herabgesetzt. Gemeint sind hier vor allem tiefe allgemeine Erkrankungen, wie Tuberkulose, Krebs, Lues und septische Prozesse.

Der Kräutersammler soll frühmorgens losziehen und mit Liebe bei seiner Arbeit sein. Noch taufrisch unter den frühen Sonnenstrahlen sammelt er, was in der Zeit fällig ist. Vor Mittag soll seine Arbeit beendet sein, denn am Morgen und vormittags sind die Kräuter erfüllt mit edlen Heilkräften. Am Nachmittag bereitet sich Blume und Kraut schon zur Nachtruhe vor. Dies alles ist zu berücksichtigen, wenn die volle Kraft der Heilpflanze zur Entfaltung kommen soll.

Vom Trocknen und Aufbewahren der Heilkräuter

Hat der fleißige Sammler seine Heilkräuter glücklich heimgebracht, so wird er sie säuberlich sortieren und dann zum Trocknen auf ein Brett, Tuch oder weißes Papier ausbreiten. Keinesfalls dürfen die Kräuter auf Metall gelegt werden. Das Trocknen darf auch nie im Sonnenlicht geschehen, auch nicht im Ofenrohr oder auf einem Herd, sondern ausschließlich an einem schattigen, luftigen Ort, wenn irgendwie möglich im Freien.

Große und sehr saftige Heilkräuter, wie etwa Beinwell oder Pestwurz, wird man etwas zerkleinern, aber keinesfalls kleinschneiden. Die gebrauchsfertige Zerkleinerung der Heilkräuter darf erst nach ihrer Trocknung durchgeführt werden, denn sie würden viel von ihrer Heilkraft verlieren, wenn es schon im frischen Zustand geschähe. Besonders von den wichtigen ätherischen Ölen würde viel verlorengehen.

Sind dann die Heilkräuter gut getrocknet, schneidet oder zerpflückt man sie und läßt sie so noch ein bis zwei Tage nachtrocknen und hebt sie schließlich in einer sauberen und geschlossenen Schachtel an einem kühlen Ort auf. Die Schachteln dürfen auch nicht in der Nähe von stark riechenden Substanzen, wie Terpentinöl, Salmiak, Kampfer usw., aufbewahrt werden, da die Heilkräuter den Geruch annehmen können, wodurch die arteigene Heilweise beeinträchtigt würde. Die Schachteln müssen gut verschlossen bleiben und an einem trockenen Platz stehen, da getrocknete Pflanzen Feuchtigkeit aus der Umgebung aufnehmen können, wodurch die Heilkraft wiederum beeinträchtigt würde.

Durch langes Lagern verändern sich die wirksamen Bestandteile vieler Heilkräuter. Sie sollen mit Ausnahme einiger weniger nicht länger als ein Jahr gelagert sein, wenn sie in Verwendung kommen. Heilkräuterkuren, die zu keinem Erfolg führen, sind meist eine Folge von schlecht oder zulange gelagerten Kräutern, die dadurch ihre Wirksamkeit verloren haben.

In diesem Zusammenhang sei noch eine andere Erfahrung aus der Praxis erwähnt: Die beste Wirksamkeit entfalten Heilkräuter, die man für sich selbst sammelt.

Verschiedene Zubereitungen und Verwendungen der Heilkräuter

Die einfachste Form ist der *Tee*. Im allgemeinen ist seine Zubereitung folgende: Ein Eßlöffel des getrockneten Krautes und ein Viertelliter kaltes Wasser langsam bis zum Kochen erhitzen. Man läßt das Wasser einige Male aufwallen. Dann stellt man ab und läßt noch etwa zehn Minuten ziehen. Nachdem der Tee abgeseiht wurde, wird er schluckweise tagsüber getrunken. Die einzige Süßung, die man verwenden sollte, ist Honig. Zucker darf keinesfalls zugesetzt werden.

Eine andere Form der Pflanzenzubereitung ist das *Heilkrautpulver*. Es ist nicht einfach zuzubereiten und kommt daher für den Hausgebrauch weniger in Frage. Pulver wird man am besten in einer Kräuterhandlung kaufen. Man nimmt sie messerspitzweise oder in heißem Wasser verrührt.

Doch die beste Heilwirkung entfaltet die aus Pflanzen hergestellte *Tinktur*, die auch unbegrenzt haltbar ist.

Die Zubereitung der Tinkturen ist durchaus nicht schwierig und geschieht folgend: In einem Liter 50volumprozentigen Alkohol, Weingeist oder guten Branntwein (wobei Kornbranntwein zu bevorzugen ist) werden 200 Gramm der frisch gepflückten und zerkleinerten Pflanzen eingelegt. Die gut verschlossene Flasche wird an einem kühlen Ort aufbewahrt. Sie darf nicht dem Sonnenlicht ausgesetzt werden. Die Flasche ist täglich gut umzuschütteln. Nach sechs Wochen ist die Tinktur fertig. Man seiht sie durch, preßt die mit Alkohol durchtränkten Heilkräuter noch eigens durch ein Tuch aus. Dann läßt man die Tinktur wieder einige Tage stehen, bis sie sich gut absetzt, und zum Abschluß wird sie noch filtriert. Solch eine Tinktur ist unbegrenzt haltbar und jederzeit sofort verwendungsbereit. Sie enthält alle wirksamen Bestandteile in besonders aufgeschlossener Form, und ihre Wirkung auf den gesamten Körper ist wesentlich tiefer und nachhaltiger als jene des gekochten Tees, bei dessen Zubereitung doch manche wertvollen Wirkstoffe durch das kochende Wasser zerstört werden.

Der Entdecker der Pflanzentinkturen und auch der Extrakte war Paracelsus von Hohenheim. Nach ihm haben dann die Tinkturen in der Homöopathie eine ganz besonders große Rolle gespielt, da aus ihnen die homöopathischen Verdünnungen hergestellt werden.

Die Tinkturen werden selbstverständlich nur tropfenweise eingenommen, und zwar im allgemeinen 3–4mal täglich 15–20 Tropfen. Zur Tinkturbereitung sind die folgenden Kräuter besonders geeignet: Arnika, Baldrian, Berberitzenwurzelrinde, Blasentang, Benediktendistel, Eisenkraut, Enzian, Frauenmantel, Goldrute, Johanniskraut, Huflattich, Kamille, Königskerze, Lungenkraut, Melisse, Minze, Mistel, Sumpfporst, Ringelblume, Rosmarin, Salbei, Schlüsselblume, Schöllkraut, Tausendgüldenkraut, Tormentille, Wacholder, Wiesenknopf, Wermut.

Neben der Tinkturbereitung war früher auch das Ansetzen der Heilkräuter *in Wein* sehr beliebt. Die Technik ist die gleiche wie bei der Tinkturbereitung. Es muß ein guter hochgradiger weißer Wein verwendet werden.

Zum Ansetzen in Wein eignen sich hauptsächlichst Heilkräuter, die kräftigend wirken und das Nervensystem und die Zirkulationsorgane, also Herz und Gefäßnerven, günstig beeinflussen. Solche sind: Arnikablüten, Rosmarin, Melisse, Johanniskraut, Eisenkraut, Baldrian, Kamille, Minze, Waldmeister, Lavendelblüten, Hopfenblüten.

Vom Kräuterwein nimmt man täglich 3–4mal ein Schnapsgläschen voll.

Für Wundbehandlungen, für Umschläge bei Hauterkrankungen, Verbrennungen und Erfrierungen und für Massagen setzt man Heilkräuter auch *in Öl* an, und zwar in gutem Olivenöl (Olio sasso). Auch hier ist das Mengenverhältnis das gleiche, und zwar einen Teil frisches Heilkraut auf fünf Teile Öl. Das berühmteste Heilkraut-Öl ist das vom Johanniskraut, ein wahrhaftiges Wundermittel. Außerdem kann man noch in Öl zur äußerlichen Behandlung ansetzen:

Ringelblume, Fünffingerkraut, Lilie, Kamille, Gartenraute, Klettenwurzel, Lavendel, Rose.

Schwieriger ist die Bereitung von *Kräutersalben*. Früher hat manch tüchtige Frau ihre Haussalbe aus Harz, Honig, Fett und bestimmten Kräutern und Wurzeln bereitet und die ganze Nachbarschaft damit versorgt. Heute findet man dafür kaum Zeit noch Muße.

Die fachgerechte Salbenzubereitung aus Kräutertinkturen oder Kräuterextrakten kann auf jeden Fall die Apotheke ausführen, denn alkoholische Kräuterauszüge lassen sich nicht so ohne weiteres mit Lanolin, Schweinefett, Vaselin oder anderen, modernen und nichtfettenden Salbengrundlagen verarbeiten.

Besonders geschätzt wird die Ringelblumensalbe bei allen schrundigen Wunden, aber auch zur Ausheilung von Geschwüren und Abszessen hat sich diese sehr bewährt. Die Apotheke hat diese Salbe vorrätig, ebenso sind dort die sogenannten Zugsalben erhältlich, die zur Reifung von Abszessen dienen, oder solche, die ableitende Reize auf die Haut ausüben sollen, wie man sie bei rheumatischen Leiden oft mit Erfolg verwendet.

Unsere wichtigsten und besten Heilkräuter

Es ist natürlich nicht notwendig, daß wir für den Hausgebrauch – und für dieses ist ja dieses Buch geschrieben – all die Hunderte Heilkräuter und ihre Wirksamkeit kennen.

Für den Hausschatz ist es besser, wenige Heilkräuter, aber die gut zu kennen. Das Gesamtwissen ist Sache des Arztes, der das Vertrauen zu unseren Naturschätzen noch nicht verloren hat. Auch die Apotheke, Drogerie oder Kräuterhandlung weiß über den Kräuterschatz Bescheid, und schließlich sind in den Buchhandlungen gute Kräuterbücher zu finden.

Der einfachen Übersicht wegen sei eine alphabetische Reihenfolge gewählt.

Für manche Kräuter, die man als allgemein bekannt annehmen kann, ist nur eine kurze Beschreibung vorgesehen; bei anderen, die vergessen sind, wird die Schilderung über Gestalt, Fundort usw. ausführlich sein.

Besser als jede Abbildung ist die Anschauung der Natur selbst. Also man suche das Heilkraut selbst, und wenn man es nur einmal gesehen hat, wird man es nie mehr vergessen.

Alant (Inula helenium, Radix Enulae)

Der oft mannshohe Alant mit seinen großen gelben Blüten ist bei uns im Freien kaum zu finden. Da und dort pflanzt man ihn ob der großen Heilkraft seiner Wurzel in Gärten an. Wild wächst er in Frankreich, an der Nordsee, in England auf feuchten Wiesen, an Ufern und nassen Gräben. Von dort bekommen ihn auch unsere Kräuterhandlungen, dort können wir ihn kaufen. Aber es ist wohl gut, Alantwurzel daheim zu haben, denn es gibt bei verschlepptem *Bronchialkatarrh* kaum ein besseres Auswurfmittel. Die Wurzel hat überhaupt eine austreibende Wirkung, denn sie fördert die *Monatsblutung* der Frau und ist stark *harntreibend*. Aber ihre stärkste Wirkung richtet sich auf die großen und kleinen Bronchien, indem sie den quälenden Husten erleichtert und den drückenden Schleim ohne Anstrengung herausbefördert. Man kocht 20 Gramm der feingeschnittenen Wurzel mit einem halben Liter Wasser etwa eine Viertelstunde lang. Gut ist es, wenn man auch etwas Süßholz dazutut. Der Tee wird mit Honig gesüßt und, auf 3–4mal verteilt, möglichst heiß getrunken.

Arnika, Wolferlei (Arnica montana, Flos und Radix Arnicae)

Die Arnika oder Wolferlei (der Name stammt aus dem Althochdeutschen »Wolfeszeisl«, das ist Wolfsschwanz) ist ein wunderbares Heilkraut, das, richtig angewendet, von keinem chemischen Präparat übertroffen wird.
Trotzdem ist ihre heilsame Wirkung nur bei blutigen und unblutigen Wunden bekannt geblieben, und auch hier wurde sie in der letzten Zeit vielfach von der Jodtinktur und essigsauren Tonerde verdrängt. Von ihren großen anregenden Wirkungen auf die Zirkulationsorgane, auf das Nervensystem, von ihrer Heilkraft bei Altersrheumatismus, Aderverkalkung, Schlaganfall, ja selbst bei Epilepsie, haben nur wenige eine Ahnung!
Es wäre wirklich an der Zeit, daß sich unsere medizinischen und biologischen Institute mehr mit unseren großen Naturschätzen beschäftigen und der Untersuchung der Wirksamkeit heimischer Heilkräuter mehr Aufmerksamkeit schenken.
Doch in der Zwischenzeit können wir uns ohne weiteres mit den Ergebnissen jahrhundertealter Erfahrung behelfen.
So wissen wir, daß sowohl in der Blüte als auch in der Wurzel der

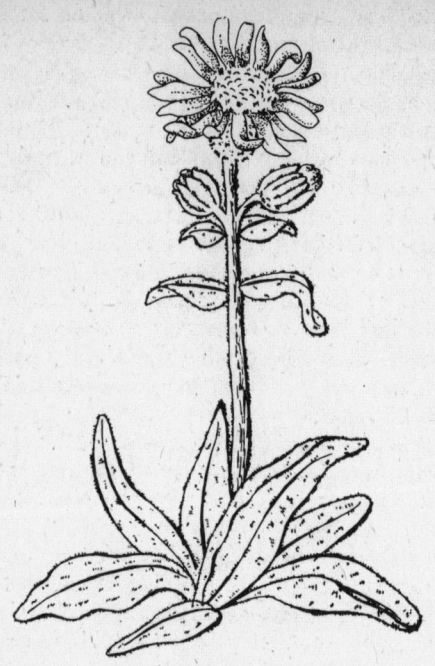

Abb. 1   Arnika, Wolferlei

Arnika große Heilkräfte schlummern. Nun aber wurde in den letzten Jahrzehnten mit der Arnikawurzel großer Raubbau getrieben, so daß diese herrliche Wunderblume auf vielen unserer Almen ausgestorben ist. Deshalb wurde mit Recht das weitere Ausgraben der Wurzel für die Allgemeinheit verboten.
Wir werden also nur die Blüte für den inneren, hingegen das ganze Kraut für den äußeren Gebrauch sammeln.
Die Arnika finden wir nur auf Almen und Bergwiesen, die über 1000 Meter hoch liegen und ungedüngt sind. Das muß man sich merken, denn viele verwechseln die echte Arnika mit einer ähnlichen Pflanze mit gelber Blüte, die man oft auf gewöhnlichen Wiesen und niederen Anhöhen findet.

Im übrigen aber ist auch die Arnika durch die Eigentümlichkeit ihrer Gestalt nicht zu verwechseln. Aus der Wurzel wächst ein aufrechter Stengel, und bereits an der Erde stehen die kurzgestielten, zungenförmigen Blätter eng aneinander. In der Mitte des Stengels finden wir meist weitere kleine Blätter, oft auch Blütenknospen, die aber nicht aufblühen. Der Stengel wird durch eine schöne, goldgelbe Blüte gekrönt, die einen angenehmen, würzigen Geruch hat.

Wir sammeln aber für den inneren Gebrauch nicht die ganze Blüte, sondern nur die Blütenblätter, also nicht den Kelch, insbesondere dann nicht, wenn er schwarze Flecke aufweist. Diese stammen von einer kleinen Fliege, die sich ausgerechnet die Arnika als Liege- und Futterstätte für ihre Kinder ausgesucht hat. Diese Arnikafliege legt ihre Eier in den Kelch der Blume und vergiftet ihn leicht.

Für den äußerlichen Gebrauch können wir die ganze Pflanze, also auch die Blätter sammeln.

Die beste Zubereitungsweise der Arnika ist die Tinktur. Natürlich muß man für die äußere und innere Behandlung getrennt ansetzen. Für die erstere die ganze Pflanze, für den inneren Gebrauch nur die Blütenblätter.

Gegen jede *frische Verwundung,* ob blutig oder unblutig, ist Arnika das große Heilmittel. Hier ist nur einiges zu beachten, will man den rechten Heilerfolg erreichen: Frische offene Wunden, sofern sie noch in der Hausbehandlung bleiben, kann man vor dem Verbinden mit Arnikatinktur desinfizieren. Das ist besser als mit Jodtinktur. Sind Umschläge auf die Wunde erforderlich, dann ist hierfür die Arnikatinktur 1:10 mit abgekochtem Wasser zu verdünnen.

Bei unblutigen Verwundungen, also bei Quetschungen, Verstauchungen, Prellungen und nach Stößen, macht man feuchte Umschläge mit 1:2 verdünnter Arnikatinktur. Man wird staunen, wie sehr die Arnika alle Schmerzen lindert und schnell die Heilung bringt, insbesondere dann, wenn man auch dreimal täglich 15 Tropfen von der Tinktur für innerlichen Gebrauch einnimmt.

Darum sollte in Häusern und Betrieben, wo Verletzungen häufig vorkommen, Arnikatinktur als guter Hausgeist immer daheim sein. Für den inneren Gebrauch, den wir nun kennenlernen, sei eine Warnung im vorhinein ausgesprochen: Lungenkranke dürfen Arnikatinktur nicht unverdünnt nehmen. Sie kann unter Umständen Lungenblutungen hervorrufen. Unsere Heilkräuter haben ganz sonderbare Eigenschaften, und die muß man genau kennen, will man keine Fehler begehen. Sie sind oft nicht ganz so harmlos, wie man glauben möchte. Erst die hervorragenden Arzneiprüfungen durch die homöopathischen Ärzte haben uns die richtigen Erkenntnisse gebracht. Selbst die einfachsten Heilkräuter haben ihre Besonderheiten, und wir werden sie bei den einzelnen Besprechungen kennenlernen.

Die Arnika ist das Heilmittel für die kräftige, in ihrer Grundsubstanz gesunde Konstitution und mehr für Männer als für Frauen geeignet. Die Natur hat sie auch schon darnach gezeichnet, denn das Gesamtbild der Arnika ist ein schön männliches. Das Naturbild der Pflanzen ist von jeher ein wichtiges Zeichen für ihren Wirkungsbereich, eine Erkenntnis, die in der sogenannten Signaturlehre niedergelegt ist.

Man sehe sich einmal mit aufgeschlossenen Sinnen die Arnika auf unseren Almen an: Steht sie nicht da, stolz, farbenprächtig, mutig, selbstbewußt, so wie ein richtiger Mann sein sollte? Und im Gegensatz dazu den Frauenmantel, der vielleicht gar nicht weit weg von der Arnika sein Plätzchen hat, aber ein bißchen versteckt an einem Waldrand oder hinter Buschwerk: ein duftendes, zartes Blätterwerk und eine noch zartere Blüte. Ein rechtes Frauenheilmittel! Solch interessante Beispiele der Signaturlehre werden wir noch viele kennenlernen.

Die Arnika ist ein besonders wirksames Heilmittel für jene Männer, die schon ein bißchen in die Jahre kommen, immer einmal gern ein Gläschen mehr getrunken haben und bei aller gesunder Konstitution nun unter *Aderverkalkung, Rheumatismus, Schweratmigkeit und schlechter Blutzirkulation* leiden. Eines Tages ist ein leichter *Schlaganfall* da, und damit hat der Gast aus dem Jenseits schon etwas energischer angeklopft. Am meisten finden wir diesen Typ unter den Wirten, Fleischhauern, Reisenden und oft unter den biederen Hausvätern.

Wenn solche Männer beginnen, an Schwindel zu leiden, an Blutstauungen, Drücken auf der Brust und Arbeitsunlust, wenn die gewohnte Zigarette oder Zigarre nicht mehr recht schmecken will und gar wenn dann der Arzt *Blutdruckerhöhung* festgestellt hat und vielleicht beim Abhorchen des Herzens und der Aorta ein bedenkliches Gesicht macht, dann ist es für die Arnika höchste Zeit.

Man nehme täglich dreimal 15 Tropfen Arnikatinktur drei Wochen lang ein, dann setze man drei Wochen aus, und dies mache man mehrere Monate lang. Aber man muß auch einiges aufgeben: die vielen Zigaretten, das übermäßige Fleischessen, Salz, scharfes Gewürz und die vielen Viertel Wein.

Man kann bei Aderverkalkung und ihren Folgeerscheinungen den Heilwert der Arnikatinktur noch wesentlich erhöhen, wenn man sie mit Viscum- (Mistel-) und Helleborus- (Nieswurz-)Tinktur mischt. Aber dies muß schon der Arzt verschreiben. Man verlange es nur ruhig! Hat sich der Arzt noch einen Rest Bindung zur Natur bewahrt, wird er für den Hinweis sicher dankbar sein. Denn er wird an dem Erfolg dieser Verordnung nur Freude haben.

Natürlich ist Arnika auch ein Heilmittel für Frauen mit ähnlicher Konstitution. Dies um so mehr, wenn solche Frauen einen stark männlichen Einschlag haben.

Ein anderes großes Heilungsgebiet der Arnika sind alle *Folgeerscheinungen nach Schlag, Stoß und Sturz*, also nach allen, besonders unblutigen Verletzungen. Diese Folgeerscheinungen können sehr vielseitig sein. Aber wie immer sie sich auswirken mögen, es ist Arnika, innerlich genommen, als Heilmittel dabei zu versuchen. Oft wird Arnika in der homöopathischen Verdünnung wirksamer sein als in der starken Tinktur, die leicht zu kräftig sein kann.

Epilepsie, die hinfallende Krankheit, kann durch Arnika geheilt werden, aber nur dann, wenn sie die Folge einer Verletzung ist.

Arnika entfaltet auch einen sehr günstigen Einfluß auf das gesamte *Venensystem*. Bei allen Erkrankungen der Venen kann man Arnika mitverwenden. Bei Venenentzündungen haben sich Umschläge mit verdünnter Arnikatinktur sehr bewährt. Ist die Entzündung geheilt, dann reibt man Arnikatinktur zart ein. Ebenso sei nach Thrombosen die Einreibung durch Monate hindurch empfohlen. Desgleichen reibt man sich bei *Gefäßkrämpfen* regelmäßig mit Arnika ein. Oft künden sich diese in ihrem allerersten Anfangsstadium nur durch das sogenannte Einschlafen der Glieder an. Da beginnt man sofort mit Arnika-Einreibungen.

Bei allen *Blutwallungen und schlechter Blutverteilung* wird uns Arnika, innerlich genommen, sehr hilfreich sein. Wenn durch Blutwallungen *Kopfschmerzen* entstehen, können diese auch durch Arnika behoben werden.

Viele der genannten Erscheinungen kommen erst so recht im Alter zum Vorschein, und so ist die Arnika neben anderen Heilkräutern ein richtiges Altersmittel. Die beiden anderen bewährten sind die Mistel und der Sumpfporst, über die wir ja noch lesen werden.

Augentrost (Euphrasia officinalis, Herba Euphrasiae)

Wie schön wußten die Alten den Heilkräutern den rechten Namen zu geben, wenn sie einmal erkannt und erfahren hatten, wozu das Kraut nützlich ist. Beim Augentrost hatten sie wirklich recht: Er ist zwar nicht unser einziges, aber unser bestes pflanzliches Augenheilmittel.

Man darf nun freilich nicht glauben, daß man durch Augenwaschungen mit Augentrosttee schwere Augenleiden, wie grünen und grauen Star, Geschwüre der Horn- und Regenbogenhaut oder syphilitische und tuberkulöse Erkrankungen der Augen zu heilen imstande ist.

Aber die meist infolge von Erkältung entstandenen akuten Entzündungen, insbesondere die *Bindehautentzündung,* werden unter der Behandlung mit Augentrosttee schnell gebessert.

Man gibt zu diesem Zwecke einen Teelöffel des getrockneten Krautes auf eine Tasse Wasser und läßt kurz aufkochen. Mit dem lauwarmen Tee macht man dann Waschungen und feuchte Auflagen. Gleichzeitig trinkt man von dem Tee.

Augentrost ist aber auch ein Magentrost! Bei *Magen- und Darmkatarrh* wird er als Pulver gute Dienste leisten. Man nimmt wiederholt während des Tages eine Messerspitze voll.

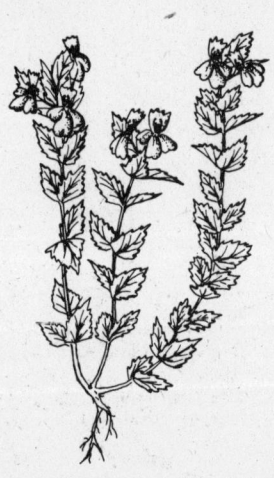

Abb. 2   Augentrost

Der Augentrost blüht von Juli bis Oktober, und das sehr herzige und liebe Pflänzchen findet man in großen Mengen auf schattigen Wiesen. Oft ist mehr da als dem Bauer recht ist, so daß ganze Weideteile von ihm überwuchert sind.

Bärentraube (Arctostaphylos uva ursi, Folium Uvae ursi)

Bärentraubentee ist wegen seiner *blasenreinigenden Wirkung* allgemein bekannt und wird selbst von Schulmedizinern dem Urotropin und anderen chemischen Mitteln vorgezogen.

Die Bärentraube wächst auf unseren Bergen dort, wo auch die Preiselbeere zu finden ist, der sie sehr ähnlich ist. Gesammelt werden die Blätter und weichen Stiele. Man nimmt den Tee in der gewöhnlichen Weise bei allen Formen von *Blasenkatarrh*. Auch scheidet der Tee Sand und Grieß aus dem Nierenbecken aus. Der Harn erhält durch den Tee eine grünliche Farbe.

Die Bärentraube ist also ein Spezialtee mit einer ganz bestimmten Wirkung auf ein bestimmtes Organ.

Als dritten solchen Organ-Tee lernen wir nun kennen den Baldrian.

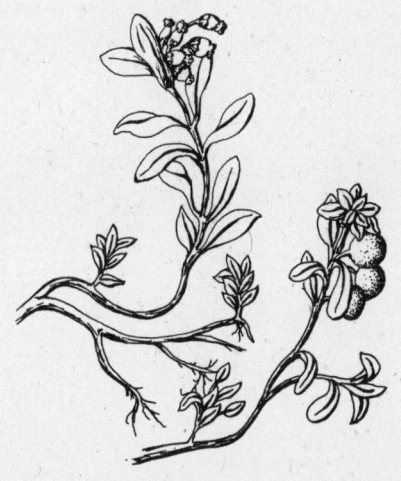

Abb. 3   Bärentraube

Baldrian (Valeriana officinalis, Radix Valerianae)

Dieser ist ein ausgesprochenes Nervenheilmittel. Verwendet wird die Wurzel, und diese fast ausschließlich als Tinktur, die man in jeder Apotheke bekommt. Es erübrigt sich also das Sammeln, und dies um so mehr, als der Baldrian bei uns als Wildpflanze ziemlich selten vorkommt.

Baldrian wirkt ausgesprochen beruhigend auf das Nervensystem und Seelenleben. Er ist ein richtiger Beschwichtigungs-Hofrat, den man bei *Erregungszuständen, überreizten Nerven, Herzneurosen, nervöser Schlaflosigkeit und hysterischen Anfällen* immer bei der Hand haben soll. Bei all diesen Leiden, die ursächlich von einem erkrankten Nervensystem kommen, wird der Baldrian gute Dienste leisten.

Man nimmt von der Tinktur wiederholt 15–20 Tropfen.

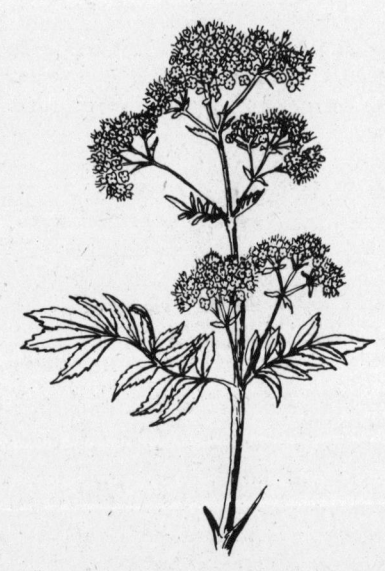

Abb. 4   Baldrian

Beinwell (Symphytum officinale, Radix Consolidae oder Radix Symphyti)

Auch hier weist der Name auf das Heilgebiet des Krautes hin: ein Heilmittel vor allem der Knochen und Gelenke.

Der Beinwell hat noch eine Reihe anderer Namen, die oft besser bekannt sind, und so seien sie auch genannt: *Schmalzwurz, Schwarzwurz, Waldwurz und Wallwurz.*

Wir finden den Beinwell nur auf feuchten Wiesen, an Gräben, Bächen und auch Flüssen. Also er liebt und braucht viel Feuchtigkeit. Die Wurzel, die ausgestochen wird, geht tief in die Erde. Sie ist außen schwarz und innen weiß. Sie ist sehr saftig. Die Wurzelblätter sind sehr groß. Sie werden von Bäuerinnen gerne zum Kühlhalten und Einwickeln von Butter verwendet. Daher der Name Schmalzwurz. An jedem Stamm finden sich mehrere kleintraubenförmige Blüten. Sie sind meist gelblich weiß und geruchlos.

Bei *Verletzungen und Erkrankungen des Knochensystems* ist der Beinwell als Teeumschlag, und auch innerlich genommen, unser Heilmittel.

Der Saft der Wurzel, mit Honig vermischt, ist bei *Lungenverschleimung der Tuberkulösen* und auch bei *Bluthusten* sehr bewährt. Die Tinktur wiederum kann bei *Magengeschwüren* gute Dienste leisten.

Berberitze (Berberis vulgaris, Cortex und Radix Berberidis vulgaris, auch Fructus Berberidis)

Die Berberitze ist bekannter unter dem Namen *Sauerdorn* oder *Essigbeere*, denn aus den schönen scharlachroten Beeren läßt sich ausgezeichneter Essig bereiten.

Uns interessiert aber hier die Wurzelrinde des Strauches. Denn in ihr haben die Alten eine große Heilkraft entdeckt, ja ein universelles Mittel bei der sogenannten harnsauren Diathese, das ist *Harnsäureüberschuß*. Und die ist eine Krankheitsursache, die heute sehr verbreitet ist. Nicht nur *Gicht und Rheumatismus* sind die Folgen von Harnsäureüberschuß, sondern auch *Nervenschwäche* und *Nervenentzündungen*, aber auch bedeutende Organerkrankungen, wie *Bronchitis und Asthma, Magen- und Darmkatarrhe, Entzündungen der Harnorgane*, besonders aber die gefährlichen *Gallen- und Nierensteine* sind meist eine Folge von Harnsäureüberschuß.

Gegen alle diese ist Berberitzen-Wurzelrinde ein zuverlässiges Heilmittel, aber eben nur dann, wenn die Krankheitsursache harnsaure Diathese ist.

Ich habe bei schweren Nierensteinkoliken die schrecklichen Schmerzen nach dem Einnehmen von Berberis-Tinktur schnell abnehmen und bald aufhören sehen, meist unter Abgang der kleinen Steine oder des Sandes. Nur der unwissende Arzt gebraucht zur Schmerzlinderung in jedem Falle beruhigende Gifte, wie Morphium oder Barbitursäure-Präparate. Der große Nachteil dieser schmerzstillenden Gifte ist, daß sie nur beruhigen, ohne zu heilen; ja, daß sie sogar den Heilungsprozeß aufhalten. Gewiß gibt es Fälle, bei denen es wichtiger ist, zunächst den tobenden Schmerz zu beruhigen als die Heilung vorwärtszutreiben. Auch im Endstadium, in dem der Tod nur mehr eine Erlösung von den Schmerzen, etwa eines Krebsgeschwüres, ist, wird man mit schmerzbetäubenden Mitteln nicht sparen. Aber bei jungen und kräftigen Patienten soll man lieber zusehen, daß man den Heilungsprozeß vorwärtstreibt. Und dazu gibt uns die Natur manches gute Mittel, und eines hiervon ist bei Nierenstein- und auch Gallensteinkolik die Berberis-Tinktur.

Ähnlich günstige Eigenschaften entfaltet auch eine amerikanische Pflanze: Dioscorea villosa, Yamswurzel, die aus diesem Grund hier angeführt wird.

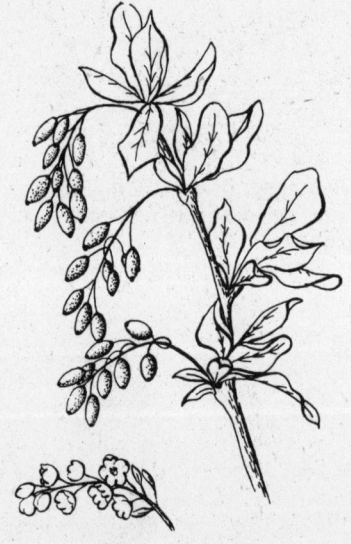

Abb. 5   Berberitze

Blutwurz (Potentilla tormentilla, Radix Tormentillae)

Wieder weist ein Name eindeutig auf die Heileigenschaft hin: Bei allen *Blutungen* wird die Blutwurz hilfreich sein, aber besonders wenn die monatliche Regel der Frau übermäßig stark ist. Es ist auch gut, die Blutwurz noch mit Mistel, Zinnkraut, Hirtentäschchen als Tee zu mischen.

Die Blutwurz kommt bei uns häufig vor. Wir finden sie auf Waldschlägen und in Wäldern selbst. Die Wurzel ist ziemlich knotig und im Verhältnis zu dem feinen Pflänzchen auch groß. Außen ist sie braun und innen blutrot, der richtige Signaturhinweis auf ihre Heilkraft. Aus der Wurzel wachsen viele kleine Stämmchen mit ganz zarten gelben Blütchen und vielen verästelten Blättern. Die Blutwurz verwenden wir als Tinktur oder als Teemischung mit den eben erwähnten Pflanzen.

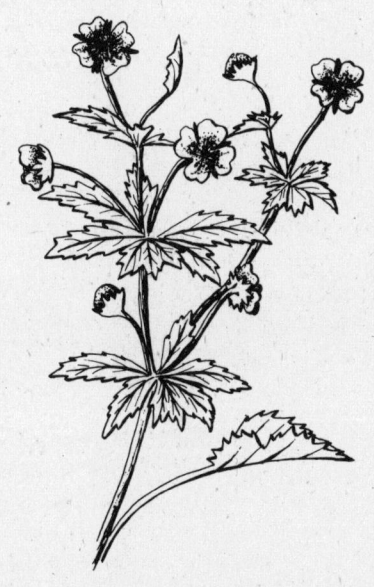

Abb. 6   Blutwurz

Bockshornklee (Trigonella foenum graecum, Semen Foenugraeci pulvis)

Der lateinische Name ist bekannter, und jede gute Hausfrau hat von dem pulverisierten Samen ein Säckchen daheim bereit, um damit feuchtheiße Umschläge auf *Geschwüre und Abszesse* zu machen, die unter Wirkung des Foenum graecum schnell reifen und heilen. Die Technik ist einfach. Man kocht das Pulver zu einem dicken Brei auf, füllt damit ein Leinensäckchen, legt dieses möglichst warm auf und gibt Verbandzeug darüber. Je nach der Sekretion wird der Verband dann immer erneuert.

Brennessel (Urtica urens, Herba und Radix Urticae)

Wo Menschen sich häuslich niederlassen, da ist auch die Brennessel da. Sie wächst am Zaun, bei der Schuttablage, entlang der Mauer, kurzum, sie gehört zu jedem Haus wie der Holunderbusch. Da sollten wir daran denken, daß uns die Brennessel sehr nützlich sein kann.

Bekannt ist die Zubereitung der jungen Pflanzen zum ersten Frühlingsspinat oder zur »Kräutlsuppe«, in die noch vieles andere junge Frühlingsgrünzeug hineinkommt, wie die Blätter der Gänseblümchen, der Gundelrebe, des Sauerampfers, des Löwenzahns, der Erdbeere usw.

Zur Teebereitung verwenden wir die Wurzeln, die anregend auf die *Nierentätigkeit* wirken und dadurch die Ausscheidung von Harnsäure und Schlacken beschleunigen. Auch bei *beginnender Wassersucht* hat sich der Tee zumindest zusätzlich bewährt.

Ein altes Volksmittel bei *Rheumatismus* ist das Bestreichen der Haut mit frischen Brennesseln. Es ist dies ein Ableitungsverfahren auf die Haut, wie es in früheren Zeiten sehr häufig und oft auf sehr schmerzhafte Weise ausgeführt wurde. So verwendeten die griechischen Ärzte ein glühendes Eisen, ähnlich unserem Lötkolben, mit dem sie den Patienten eine tiefe Brandwunde über einem Schulterblatt beibrachten. Diese Wunde wurde künstlich offen gehalten, um durch diese Öffnung die schlechten Säfte des Körpers nach außen abzuleiten. Gleichzeitig erhielt der Kranke entsprechend innere Heilmittel, die den Prozeß zu beschleunigen hatten. Auch eine solche Heilmethode kann manches für sich haben, aber sie erfüllt nicht die erste Forderung, die wir an eine Heilmethode stellen, die Forderung der Menschlichkeit.

Nun, das Bestreichen der Haut mit frischen Brennesseln ist jedenfalls harmlos, und Rheumatiker können es ruhig versuchen. Außer der Ableitung zur Haut wirkt hier vielleicht auch noch die Ameisensäure, die die Brennessel enthält und die ein sehr wirksames Heilmittel gegen Rheuma überhaupt ist.

Eibisch (Althaea officinalis, Folium und Radix Althaeae)

Der Eibisch wächst wild nur im Süden und wird bei uns in Hausgärten gepflanzt. Er ist ein altbekanntes Heilmittel gegen *Erkältungskrankheiten der Atmungsorgane,* wie Husten und Heiserkeit. Er wirkt vor allem schleimlösend. Verwendet werden Blätter und Wurzeln. Meist werden sie mit anderen schleimlösenden Heilpflanzen, wie Süßholz, Huflattich, Schlüsselblume und Lungenkraut, gemischt. Solche und ähnliche fertige Teemischungen gibt es in der Apotheke unter dem Namen Eibischtee (Species Althaeae).

Eichenrinde (Quercus Robur, Cortex Quercus sciss.)

Durch ihren hohen Gehalt an Gerbstoffen wird die Eichenrinde schon seit alters her als billiges zusammenziehendes Mittel verwendet. Ihr Wirkungsgebiet ist sehr weit. Am besten ist die Rinde von den jungen Bäumchen. Man schält sie von den kleineren Ästchen und Zweigen, schneidet sie klein und läßt sie trocknen. In jeder Kräuterhandlung erhält man billig die pulverisierte Eichenrinde, mit der man schnell sowohl Tee als auch Umschläge bereiten kann. Allbekannt ist die günstige Wirkung der Eichenrinde bei *Kropfleiden.* In einen kräftigen Absud taucht man ein Tuch und macht damit einen Umschlag um den Hals, den man über Nacht daran läßt. Freilich wirkt die Eichenrinde nur bei leichten und weichen Kröpfen, die noch im Anfangsstadium sind. Man muß den Kropf schon in seinen ersten Anzeichen behandeln. Das geschieht nur selten. Die meisten lassen ihn ruhig wachsen, bis er groß und hart wird, die Luftröhre zusammenschnürt und auf das Herz und die großen Gefäße drückt. Dann bleibt oft nur die schmerzhafte und sehr unangenehme Operation als letztes Hilfsmittel übrig, die aber durchaus nicht immer zu einer dauernden Heilung führt. Denn oft fängt der Kropf bald nach der Operation wieder zu wachsen an. Das kann man sich ersparen, wenn man möglichst frühzeitig den beginnenden Kropf behandelt. Und da kann Eichenrinde recht nützlich sein, besonders wenn man die genügende Ausdauer zu einer monatelangen Behandlung aufbringt.

Noch besser bewähren sich Eichenrinden-Sitzbäder bei Erkrankungen des Mastdarms, und zwar bei *Hämorrhoiden, Fisteln und Vorfall*. Bei den Sitzbädern ist wichtig, daß die Temperatur des Badewassers ansteigend ist.

Auch Frauen werden bei *katarrhalischen Beschwerden des Unterleibes* diese Sitzbäder mit Vorteil anwenden.

Innerlich geben wir Eichenrindentee bei *Darmkatarrh mit Durchfall*. Oft wird es nötig sein, bei Darmkatarrhen eröffnende und nicht zusammenziehende Mittel zu geben, um den Darm von den krankmachenden Stoffen schnell zu befreien. So kann man manchen Durchfall mit ein paar Eßlöffeln Rizinusöl schnell heilen. Das ist dann die entgegengesetzte Heilmethode, die aber oft schneller zum Ziel führt.

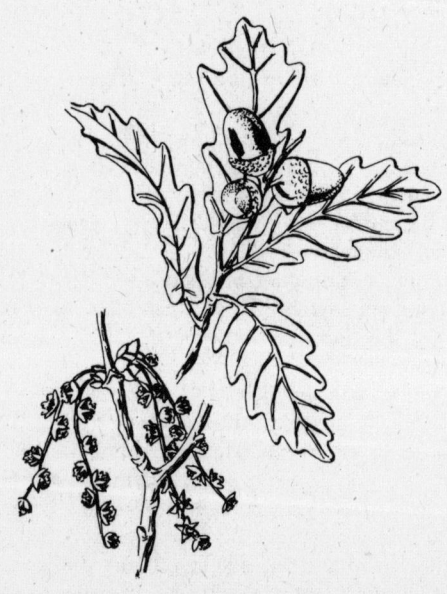

Abb. 7   Stieleiche, Sommereiche

Gelber Enzian (Gentiana lutea, Radix Gentianae)

Der Enzian ist sehr reich an Bitterstoffen und kennzeichnet sich dadurch als Magenheilmittel.

Fast alle Pflanzenheilmittel der Verdauungsorgane und der Leber und Gallenblase sind bitter; die der Atmungsorgane meist süßlich und die der Zirkulationsorgane aromatisch.

Der gelbe Enzian ist eine Bergpflanze, und unsere Kräutersammler finden ihn reichlich auf Weiden und Wiesen. Wir verwenden die Wurzel, die wir am besten als Tinktur ansetzen. Die Tinktur ist wirksamer als der Tee und als der Enzianschnaps, der von unseren Bergbauern reichlich gebrannt wird.

Bei allen Arten von Magenverderbnis wird die Tinktur beste Dienste leisten. Man nimmt wiederholt 20 Tropfen in etwas Wasser.

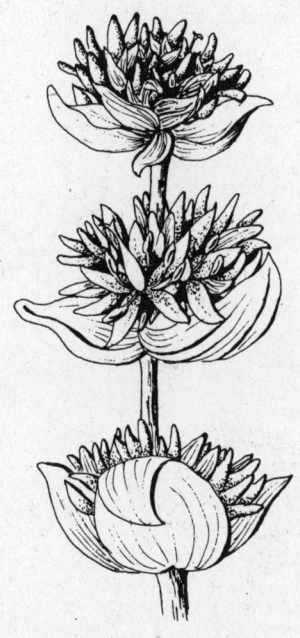

Abb. 8   Gelber Enzian

Es kommt wohl auch vor, daß wir bei einer Festlichkeit oder Hochzeit ein bißchen »über die Schnur hauen«. Greifen wir dann getrost nach der Enziantinktur, so wird unser Magen wieder in Ordnung kommen.

Damit ist auch gesagt, daß Enzian in der Hauptsache bei *akuten Magenstörungen* am besten hilft, während wir bei chronischen Magenleiden bessere und milder wirkende Mittel haben. Besonders bei den heute so häufigen Magengeschwüren ist Enzianwurzeltinktur nicht das geeignete Heilmittel.

Aber ist der Magen gestört, seine Drüsentätigkeit mangelhaft, und ist er durch starke Gasbildung aufgetrieben, so daß ein Gefühl der Völle entsteht, dann wird der Enzian helfen.

Als großes Belebungsmittel hat man ihn auch zum Bestandteil der Tinctura amara gemacht. Bei *Erschöpfungszuständen* ist es gut, Enziantinktur tropfenweise auf Zucker zu nehmen. Auch kleinen Mädchen, die an *Bleichsucht und Blutarmut* leiden, gibt man mit Vorteil und zur Appetitanregung die Tinktur.

Erdbeere (Fragaria vesca, Folium Fragariae)

Die Blätter gehören zum Frühstückstee, aber den Früchten wohnt wohl eine sonderliche Heilkraft inne, die eine spezielle Beziehung zur Harnsäure haben muß, denn in vielen Fällen reiner *Gicht* hat die Erdbeere ganz wunderbar geholfen. Aber es ist auch bekannt, daß sie nicht jedem hilft. Es scheint also, daß auch eine bestimmte Beziehung zwischen dem kranken Menschen und seiner Heilpflanze notwendig ist.

Nun, des Versuches ist eine so gute und wohlbekömmliche Arznei immer wert. Im Gichtanfall also ißt man 1–2 Liter ungezuckerte, gut gereifte Erdbeeren.

Hilft's, ist's recht, hilft's nicht, hat's nicht geschadet.

Anderen Menschen ist die Erdbeere wieder feindlich gesinnt. Sie bekommen einen Nesselausschlag, wenn sie davon essen. Die Überempfindlichkeit bestimmter Menschen gegenüber bestimmten Einflüssen ist so groß, daß es Personen gibt, die beim Betreten eines Zimmers, in dem Primeln stehen, schon ihren Nesselausschlag bekommen. Er ist zwar ungefährlich und verschwindet bald wieder, aber er ist insofern eine sonderbare Krankheitserscheinung, als sie zeigt, wie unendlich kleine Reize bedeutende Wirkungen hervorbringen können.

Ehrenpreis (Veronica officinalis, Herba Veronicae)

Er hat noch zwei andere hochklingende Namen: »Heil aller Schäden« und »Heil aller Welt«! Mehr kann man von einem so bescheidenen kleinen Pflänzchen, das still verborgen in unseren lichten Wäldern wächst, nicht verlangen.

Ganz seltsam ist auch der Name, den die Leute von der Wasserkante dem Blümchen gegeben haben: »Sta up un ga weg!« (Steh auf und geh weg!)

Und so ist es wohl! Und trotzdem wurde alles vergessen, was uns die Alten über den Ehrenpreis zu sagen hatten. Da steht in einem alten Kräuterbuch: »Ehrenpreis hat billig den Namen und soll von jedermann geachtet werden. Denn es gibt kaum ein köstlicheres Kraut für die angegriffene Lunge und Brust, wider den Husten, schweres Atmen, eitrige Geschwüre und Schwindsucht. Es vertreibt den Schwindel, verteilt den Schleim, erwärmt den Magen, öffnet Leber, Milz und Lunge. Es reinigt das Blut, die Nieren und die Blase und die Mutter (Gebärmutter). Es treibt den Schweiß, nimmt die Gelbsucht, den Stein und allen bösen Unrat, der sich im Körper angesammelt hat. Der frische Saft ist gut wider den Harngrieß und die Nierenverstopfung. Ehrenpreis ist auch ein rechtes Wundkraut, dient gegen frische und alte Wunden und Schäden, gegen Unsauberkeit der Haut, gegen Flechten und Ausschläge und dergleichen.«

Also ein richtiges großes, universelles Heilmittel, das wir uns wohl merken müssen und nicht mehr vergessen dürfen. Man nimmt es als Tee oder als Pulver. Es ist in beiden Formen gleich wirksam.

Besonders empfohlen sei es bei allen *chronischen Krankheiten der Atmungs-, Verdauungs- und Harnorgane* solcher Menschen, die eine zarte, anfällige Konstitution besitzen, die immer schon schwächlich, als Kinder blutarm, vielleicht auch rachitisch und skrofulös waren und auch in ihrem Gemüt sehr zart und empfindlich sind. Für solche paßt die zarte Veronica besonders.

Farnkraut (Wurmfarn) (Aspidium filix mas., Radix Filicis maris)

Der großfächerige Wurmfarn, ein Rest vorgeschichtlicher Urpflanzen, die wie Bäume so groß unsere Landschaft überwucherten, wächst vielfach in feuchten Wäldern, oft in großen Ansammlungen auf einzelnen Plätzen, so daß das Sammeln keine Schwierigkeiten bereitet.

Für den inneren Gebrauch wird der Wurmfarn, wie sein Name sagt, gegen die *Wurmkrankheit des Darmes,* besonders des Bandwurmes, verwendet. Jedoch darf der Laie das Pulver des Krautes nicht ohne genaue Dosierung verwenden, die er nur durch den Arzt verordnet erhält. Überdosierungen können zu einer Reihe von Schädigungen führen, und insbesondere sind die Augen davon gefährdet. Also man lasse die Finger von der inneren Anwendung.

Aber in der Farnkrautwurzel liegt eine andere, ganz wundersame Heilkraft, die sich jeder *Rheumatiker, Gichtiker und Ischiaskranke* zunutze machen soll.

Man gräbt die Wurzel aus, reinigt sie von Erde und Schmutz, schneidet sie möglichst klein und trocknet sie kurz im heißen Ofen, gerade so viel, daß sie oberflächlich trocken ist. Dann füllt man die Wurzel in kleine Säckchen ab, die etwa 10 × 10 cm groß sind. Jedes Säckchen wird zugenäht, und dann werden alle zu einem Sack zusammengenäht. Diesen legt man nun über Nacht wie eine Kompresse auf die schmerzhaften Stellen auf, oder man legt sich darauf. So verwendet hat die Farnkrautwurzel für den Rheuma-, Gicht- und Nervenschmerz eine ausgesprochen ausziehende Wirkung, die, so nimmt man an, von ihrer Radioaktivität kommt. Es kann somit sein, daß bei den ersten Anwendungen ziehende Schmerzen entstehen. Mögen diese auch nicht angenehm sein, so sind sie doch freudig zu begrüßen, denn dann kann man sicher sein, daß man in wenigen Tagen seine Schmerzen los ist.

Die Wirkungsdauer einer solchen Farnkrautwurzelauflage ist etwa drei Monate. Man braucht also erst nach dieser Zeit die Säckchen mit frischen Wurzeln neu zu füllen.

Auch das getrocknete Kraut hat ähnliche Eigenschaften, aber bei weitem nicht so kräftig wie die Wurzel. Man kann die getrockneten Blätter einfach unter das Leintuch legen. Die Wirkungsdauer der Blätter ist jedoch nur wenige Tage.

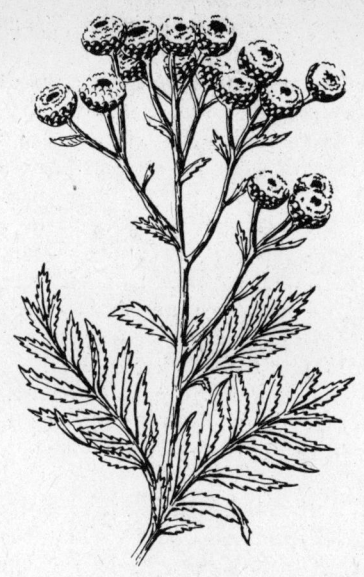

Abb. 9   Farn

Faulbaum (Frangula alnus Miller, Cortex Frangulae)

Meistens ist es ein Strauch, den man in feuchten Niederwaldungen und Gebüschen findet. Er blüht im Mai und Juni, oft noch einmal im August und September. Ein besonderes Kennzeichen ist die dunkelbraune, aber weißgetüpfelte Rinde. Der Bast ist gelb und übelriechend. Die kleinen grünlichweißen Blüten stehen ganz kurzstielig dicht an den Zweigen, genau auch dort, wo die Blätter entspringen. Die kleinen erbsengroßen Früchte sind zuerst grün, dann rot und endlich zur Reife glänzend schwarz.
Verwendung findet die Rinde der jungen Zweige, die man im Mai und Juni sammelt, klein schneidet und trocknet. Sie ist ein mild wirkendes *Abführmittel,* während Rhabarber und Sennesblätter kräftiger sind. Nur Schlehdornblüten sind noch milder als Faulbaumrinde.

Faulbaumrinde wird auch als Mittel wider die *Wassersucht* gelobt, besonders wenn sie als Folge eines Leberleidens auftritt. Man mischt sie dann am besten mit Odermennig, Hopfen, Wermut, Selleriewurzel und Petersilienwurzel.

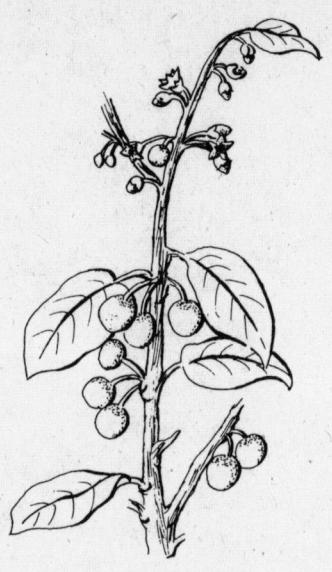

Abb. 10   Faulbaum

Gartenraute (Ruta graveolens, Herba Rutae hortensis)

In der Gartenraute besitzen wir abermals ein universelles Pflanzenheilmittel, das so gut wie vergessen ist. Wild wächst der schöne Strauch mit dem würzigen Geruch bei uns kaum, doch wird er da und dort noch in Gärten gepflegt. Wir müssen den Tee oder besser die Tinktur kaufen.

Zwei große Wirkungsgebiete gehören der Raute an: *arterielle Blutstauungen und ein überreiztes Nervensystem.*

Es sind nicht diese Blutstauungen, die infolge von Arterienverkalkung entstehen, sondern solche, die man oft schon bei jungen Menschen antreffen kann. Sie haben ihre Ursache wiederum in ganz bestimmten Nervenstörungen, die an einer dauernden Schwächung der Blutzirkulation schuld sind. In der Folge gibt es Schwindel, heißen Kopf und kalte Füße, dauernde Kopfschmerzen, die so drückend sind, als wäre die Hirnschale zu klein. Das ist die Folge von Blutüberfüllung des Gehirns. Diese Blutüberfüllung erzeugt wiederum heftiges Herzklopfen, in den Atmungsorganen Kurzatmigkeit. Wir finden solche Zustände bei jungen Männern, welche an einer Überreizung ihres Geschlechtslebens leiden, die ihnen überaus lästig ist, weil sie ihr ganzes Leben unangenehm beeinflußt. Bei jungen Frauen wiederum finden wir eine Blutüberfüllung der Gebärmutter, woraus heftige Blutungen und Krämpfe entstehen. Wenn solche Zustände bei Männern und Frauen nicht geheilt werden, so wird sich daraus Hysterie entwickeln, mit der dann die Menschen ihr Leben lang nicht fertig werden. Aber das Wunderkräutl Raute wird dagegen sicher, schnell und mild helfen. Man nimmt von der Tinktur 3–4mal täglich 10–15 Tropfen mit etwas Wasser.

Die Raute hat noch einige schöne Nebenwirkungen: So ist ihre Tinktur, besonders mit Arnikatinktur und Johanniskraut-Öl vermischt, ein herrliches Einreibemittel sowohl bei *Muskelrheumatismus* als auch bei *Muskelschmerzen* nach Überanstrengungen. Im Volksmund nennt man diese Muskelschmerzen »Spatzen«. Auch bei *Muskelverzerrungen* und besonders beim sogenannten *Hexenschuß* sind Einreibungen mit Ruta-Tinktur das sicher wirkende Spezialmittel.

Das Kauen von Rauteblättern hilft gegen üblen Mundgeruch, es vertreibt zum Beispiel sofort den Geruch von Knoblauch.

Auch gegen *Wurmleiden* wird Raute gelobt. Man kann es jedenfalls versuchen.

Goldrute (Solidago virga aurea, Herba Solidaginis)

Die schöne Goldrute finden wir in trockenen Bergwäldern, sie ist aber bei uns selten anzutreffen. Sie blüht im August und September und wird auch um diese Zeit gesammelt.

Die Goldrute ist ein ausgesprochenes Spezialmittel gegen Leiden der Harnorgane und ist unübertroffen in seiner Heilungskraft bei

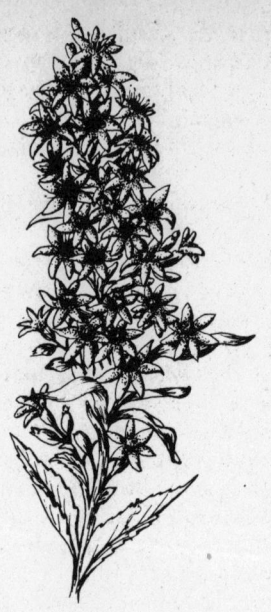

Abb. 11   Goldrute

der einfachen *Nierenentzündung*. Man wird sie aber auch bei *Blasenkatarrh, unfreiwilligem Harnen*, wie es bei *Entzündungen der Harnröhre* auftritt, und beim *Bettnässen*, wenn es katarrhalische Ursachen hat, mit viel Erfolg anwenden.

Goldrute nimmt man nur in Form von Tee, und zwar soll man einen Eßlöffel voll des Krautes in ein Viertelliter Wasser einkochen und ohne Zutat schluckweise tagsüber nehmen.

Hagebutten (Rosa canina, Fructus Cynosbati sine seminibus)

Aus den Früchten der Heckenrose wird eine sehr feine Marmelade bereitet, die Kerne der Früchte kann man zu einem guten Kaffee rösten.

Die getrockneten Früchte, als Tee bereitet, sind das Getränk gegen den *Durst aller Nierenkranken*. Er wirkt ganz mild anregend.

Die Hagebutten muß man am Abend mit kochendem Wasser übergießen und über Nacht darin stehen lassen. Am nächsten Tag kocht
man sie auf und läßt sie 1–2 Minuten kochen. Der Tee schmeckt
sehr angenehm und erfrischend.

Hirtentäschel (Capsella bursa pastoris, Herba Bursae pastoris)

Als im ersten wie im zweiten Weltkrieg die allgemein üblichen
Mittel gegen *Blutungen* zur Neige gingen, erinnerte man sich des
braven Hirtentäschels, das einmal wegen seiner blutstillenden Eigenschaften berühmt war. Es gibt natürlich stärker wirkende Mittel,
wie Mutterkorn, kanadische Gelbwurz usw. Aber sie alle sind Gifte
und gehören daher nur in die Hand des Arztes, der genau die Dosis weiß, die man verordnen darf, ohne zu schaden. Aber bei nicht
kritischen Blutungen wird Hirtentäschel auch seinen Dienst tun
und dies ohne jede Gefahr einer Nebenwirkung. Besonders bei zu
starken Blutungen der Frauen sei es empfohlen. Man kann es noch
mit Schafgarbe, Mistel, Frauenmantel, Wiesenknopf, Tormentillwurzel und Zinnkraut mischen.

Holunder (Sambucus nigra, Flos, Fructus und Radix Sambuci)

»Vor jedem Hollerbusch muaß ma den Huat abnehma!« hat mir
einmal ein alter Bauer gesagt. »Alles kannst von eahm brauchen,
die Blatteln schon zeitig im Fruhjahr, die Blüten im Sommer und
die Früchte im Herbst. Aber in der Wurzel und im Mark, da steckt
die größte Heilkraft drinnen. Es gibt koa Krankheit, wo's du den
Holler net brauchen kannst. Für alles ist er guat und zum Her-
nehmen.«
Und so halten es wohl noch die alten Leute, und die jungen sollten
auch gescheit sein und darauf achten, daß bei jedem Haus ein paar
Hollerbüsche wachsen.
Dann kann ein jeder im Frühjahr die einfachste und billigste *Blut-
reinigungskur* machen. Man nehme etwa 10 junge Blätter, schneide
sie in schmale Streifen und lasse sie dann in einem halben Liter
Wasser eine Viertelstunde langsam sieden. Wer den Trank nicht
bitter trinken mag – was aber besser ist –, der kann ihn mit Honig
süßen. Davon nimmt man noch vor dem Frühstück ein paar kräftige Schlucke und macht das ein paar Wochen lang fort. Nichts Ein-

facheres gibt es, um der reinigenden Frühjahrskraft in uns selbst zu helfen, die Winterschlacken aus dem Leib hinauszufegen. Und was Besseres als die Hollerbusch-Blätter gibt es auch nicht.

Im Juni geht's dann an die Blüten. Da gibt es die feinen Schmalz-küchel, und in manchem Haus werden die herausgebackenen Hollerblüten zu einem kleinen Festessen, zu einer Frühjahrsfeier.

Die vorsorgliche Hausfrau aber wird auch viele Blütendolden sammeln, im Schatten trocknen und sauber aufbewahren. Denn besonders im Herbst, Winter und Vorfrühling gibt es *Katarrhe* mit und ohne Fieber, alle möglichen Erkrankungen der Atmungsorgane, Schnupfen, Rachen- und Kehlkopfkatarrh, aber vor allem die böse *Grippe*, mit der gar nicht zu spaßen ist und die allerhand üble Folgen nach sich ziehen kann, wenn man sie nicht gründlich austreibt. Gegen all diese Wetterkrankheiten ist der Hollertee unser bester Freund. Recht heiß getrunken und einen richtigen »Prießnitz« dazu. Keine Erkältung und keine Grippe kann dem widerstehen.

Im Herbst reifen die schwarzen Beeren, und wir essen sie als Mus oder Brei, und die Hausfrau kocht sie ein, damit es im Winter einen feinen Brotaufstrich gibt, der gleichzeitig Magen und Darm ordentlich durchreinigt.

In der *Wurzel* aber steckt eine ganz große Heilkraft, und darum ist sie auch mit Vorsicht zu verwenden: Aus ihr bereiten wir einen unserer stärksten Tees gegen jede Form von *Wassersucht*. Die Wurzel des verwandten Zwergholunders oder Attich steht an Heilkraft dem größeren Bruder nach.

Huflattich (Tussilago farfara, Folium Tussilaginis)

Wer kennt nicht den ersten Frühlingsboten, dessen hellgelbe Blüten oft schon Ende Februar, sicher aber im März die kommende schönere Zeit ankünden? Wir finden den Huflattich auf kiesigem Boden, oft zwischen Geröll oder auf Uferböschungen. Aber immer auf dürftiger Erde. Danach ist auch seine Gestalt: Auf einem hochgeschossenen Stengel eine einzige leuchtende Blüte. Wenn man ihn anblickt, muß man an jene Menschen mit hektischer Konstitution denken, die meist eine Anlage zur Lungenschwindsucht haben. Auch die sind im Wachstum meist hochgeschossen, zart und schlank und haben so oft ein blühendes leuchtendes Antlitz mit einer hektischen Röte auf den Wangen, die der Volksmund »Kirchhofrosen« nennt. Und tatsächlich gehört der Huflattich zu den bewährten Heilkräutern gegen *Lungenleiden und Brustverschleimungen*. Wir werden den Huflattich dann mit zwei anderen Frühlingskräutern mischen, mit der hochstieligen Primel (Schlüsselblume, Primula veris) und dem Lungenkraut (Pulmonaria officinalis), und damit den besten Frühlingstee für Lungenkranke erhalten. Gerade in der Zeit der schönsten Blütenentfaltung sind besonders unsere Frühlingskräuter am besten wirksam, und so ist es gut, den Tee aus den Blüten des Huflattich, der Primel und des Lungenkrautes frischgepflückt zu bereiten. Man braucht zehn bis fünfzehn Blütenköpfchen auf eine Tasse Tee, der, aus allen dreien bereitet, auch ohne Honig recht gut schmeckt. Man trinkt den Tee in den ersten beiden Frühlingsmonaten, also im März und April.

Die großen Blätter des Huflattich, die erst später kommen, werden vielfach zur Behandlung des *offenen Fußgeschwüres* verwendet und in ihrer Heilwirkung gelobt. Pfarrer Kneipp weiß sie sehr zu loben, und so können wir auch sicher sein, daß die Anwendung erfolgreich ist. Man legt einige Blätter auf den kranken Fuß auf und befestigt sie leicht mit einer Binde. Alle zwölf Stunden erneuert man den Verband.

Aber das offene Fußgeschwür ist ein Leiden, das ungemein individuell behandelt werden muß. Hier lassen sich keine allgemeinen Vorschriften geben. Was dem einen guttut, hilft dem andern nicht. Unendlich viele Salben und Mittel wurden gegen dieses Leiden erfunden und angepriesen, schon dies allein ist ein Zeichen, daß es keine sichere Heilmethode dieses Leidens gibt. Da es sich aber um ein unschädliches Heilmittel handelt, kann man ohne weiteres den Versuch mit Huflattichblättern wagen. Es bestehen beim offenen Fußgeschwür nicht die Gefahren einer Zeitversäumnis, welche sich bei vielen anderen Leiden oft sehr tragisch auswirken kann, wenn nicht zur richtigen Zeit die richtige Heilmethode angewendet wird.

Isländisches Moos (Cetraria islandica, Lichen islandicus)

Es führt seinen Namen, weil es in Island massenhaft vorkommt, aber man findet es auch in unseren Nadelwäldern, wo es als kleine 5–10 cm hohe Strauchflechte auf trockenem Boden wächst. Seine Heilkraft als schleimlösendes *Bronchial- und Hustenmittel* ist allbekannt, und in den üblichen Brustsäften und Brusttees ist es enthalten. Im Volksmund hat das Isländische Moos den Namen »Kramperltee«. Im Geschmack ist das Moos sehr bitter, und so wird es meist mit süßem Sirup vermischt, sonst mögen die Kinder nicht davon nehmen. Als Tee kann man Isländisches Moos mit anderen auswurffördernden Tees mischen, wie Sonnentau, Fenchel, Eibisch, Thymian, Salbei, Huflattich, Süßholz, Spitzwegerich. Die geben zusammen den rechten Brusttee, den man tagsüber schluckweise und möglichst warm trinkt.

Johanniskraut (Hypericum perforatum, Herba Hyperici)

Johanniskraut war ein Lieblingsheilkraut von Paracelsus, und er hat uns über seine wunderbare Heilwirkung eine ansehnliche Abhandlung hinterlassen. Natürlich ist die Heilkraft des Johanniskrautes heute nicht minder groß als vor vierhundert Jahren. Und im Volkswissen ist es durchaus noch nicht vergessen. Denn was uns die Natur und ihr Schöpfer an Gutem und Brauchbarem geschenkt hat, das können alle Tabletten und Ampullen nicht verdrängen. So wird noch vielfach das Johanniskraut um die Sonnenwende und im zunehmenden Monde gesammelt und dann in Öl oder Branntwein angesetzt. Das Öl bekommt eine schöne dunkelrote Farbe, und es ist eines unserer größten Heilmittel bei *Brandwunden, Erfrierungen, offenen Fußgeschwüren und eitrigen Prozessen* überhaupt. Hier ist ihm nur noch die Ringelblume gleich. Das fertige Johanniskrautöl ist in der Apotheke erhältlich. Innerlich ist Johanniskraut entweder als Tee oder als Tinktur ein unvergleichliches *Nervenheilmittel*. Und damit in unserer heutigen drangvollen und nervenzermürbenden Zeit vielleicht der wichtigste Heiltee der Gegenwart! Morgens eine Tasse getrunken, kräftigt der Tee für die Tagesarbeit, eine Tasse abends genommen, besänftigt die mitgenommenen Nerven und bringt einen erquickenden Schlaf. Ja, man soll mit Johanniskraut auch bei schweren Nervenerkrankungen und selbst bei Gemütsleiden, wie bei Schwermut und Trübsinn, einen Versuch machen. Paracelsus empfiehlt es auch bei Epilepsie, obwohl wir gegen dieses schreckliche Leiden noch wertvollere Heilmittel haben, wie etwa die Tinktur aus der Christrose oder auch der Pfingstrose. Aber man soll Johanniskraut noch dazunehmen. Durch die allgemeine Kräftigung der Nerven, die es bewirkt, öffnet es anderen Heilmitteln den Weg zur rechten Heilentfaltung.

Paracelsus erkannte auch die große Heilkraft des Johanniskrautes bei *Leberstörungen und Gallenblasenentzündungen*. Kneipp hat dies bestätigt, und viele Praktiker haben die reinigende Wirkung des

Johanniskrautes auf Leber und Galle erkannt und es auch mit großem Vorteil als Tee angewendet.

Die *Migräne*, besonders der Frauen, ist in den meisten Fällen durch eine Funktionsstörung der Leber hervorgerufen. Die Vorgänge hierbei sind noch unbekannt. Aber sicher ist, daß Johanniskraut sehr viele Fälle von Migräne, die mit Gallerbrechen einhergehen, geheilt hat.

In der Diagnose sehr vieler innerer Krankheiten, besonders solcher, deren Ursache in den Blutdrüsen zu suchen ist, tappen wir noch recht im dunkeln. So ist es oft ganz richtig, daß man sich bei solchen Leiden nicht auf ausgeklügelte Krankheitsnamen versteift, die letzten Endes so wenig besagen wie der Schreibname eines Menschen. So wie hier das Charakterbild allein maßgebend ist, ist bei Leiden nur das Krankheitsbild entscheidend. Und dieses Bild, das ein Ganzes darstellt und den ganzen Menschen erfaßt, verlangt nach einem bestimmten Heilmittel. Wer die Zugehörigkeit eines bestimmten Heilmittels zu einem bestimmten Krankheitsbild richtig erkennt, der ist der rechte Arzt.

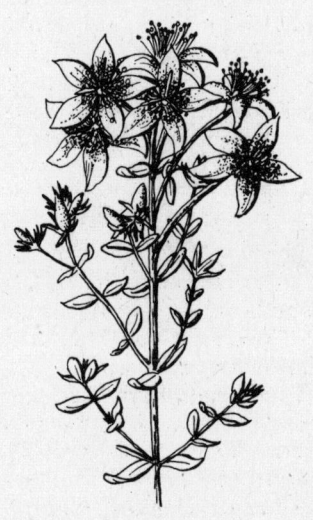

Abb. 12   Johanniskraut

So wird nicht jede Migräne durch Johanniskraut geheilt, sondern nur jene ganz bestimmte, die das Krankheitsbild des Johanniskrauts aufweist. Maßgebend bleibt hierfür das Gallerbrechen und allgemeine Nervenschwäche überhaupt, ja selbst Gemütsleiden und Hysterie.

Sehr oft findet man diese Zustände bei Frauen und Mädchen, die dauernd mit Schwächen des Unterleibes zu kämpfen haben, mit Unregelmäßigkeiten und Krämpfen. Entspricht das Gesamtbild dem Johanniskraut, so wird es helfen.

Bettnässen der Kinder bringt manche Mutter zur Verzweiflung. Ich habe noch keinen Fall angetroffen, bei dem die nächtliche Verunreinigung durch Bosheit des Kindes verursacht worden wäre. Darum sind auch Strafen oder gar Züchtigungen ganz sinnlos. Bettnässen ist eine Krankheit wie irgendeine andere und muß daher behandelt und geheilt werden. Johanniskraut hilft, wenn das Bettnässen nervöser Natur ist, wie wir es besonders bei blutarmen und schwächlichen Kindern antreffen. Die Natur des Bettnässens kann auch rachitisch, katarrhalisch oder funktionell sein. In jedem Falle ist ein anderes Heilmittel erforderlich.

Kamille (Matricaria chamomilla, Flos Chamomillae vulgaris)

Sie ist eine der wenigen Heilpflanzen, die allseits große Wertschätzung genießt. Es gibt keinen Haushalt, in dem nicht ein Säckchen Kamillentee vorrätig liegt.

Unsere heimische Kamille, wie sie auf trockenen Feldern und an Feldrainen wächst, ist weniger wertvoll als die römische Kamille, die vom Ausland eingeführt werden muß. Für den inneren Gebrauch soll man nur die Kamille nehmen, welche der Apothekenqualität entspricht.

Es ist vielfach üblich, bei jedem ersten Unwohlsein, sei dieses nun eine *Erkältung, Magen- oder Darmverstimmung oder Störungen des Unterleibes,* zuerst einmal einen heißen Kamillentee zu nehmen. Man kann dies im allgemeinen unbesorgt tun. Sobald aber der Krankheitsfall klar ist, muß das entsprechende Heilmittel verwendet werden, und dies wird bestimmt nicht in jedem Fall Kamillentee sein.

Im übrigen aber ist Kamillentee stark erwärmend und daher sicher angezeigt bei Erkrankungen, die durch Kälte und Nässe zugezogen wurden, besonders wenn es sich hierbei um Magen und Darm handelt. Bedeutend ist auch die *krampfstillende Wirkung* der Kamille. Daher ihre gute Verwendbarkeit besonders bei den Unterleibskrämpfen der Frauen und bei Darmkoliken. Jedoch muß der Tee kräftig eingekocht werden, wenn er schmerzstillend wirken soll. Oft hilft die Tinktur, wenn der Tee versagt.

Sehr hilfreich ist die äußere Anwendung der Kamille, sei es als Umschlag, als Badezusatz, zu Spülungen oder Dämpfe. Wann immer es gilt, Schmerzen zu lindern, werden wir heißfeuchte Kamillensäckchen auflegen, so besonders bei *Schmerzen der Verdauungsorgane, der Gallenblase, der Nieren und der Unterleibsorgane.* Es ist wichtig, daß der Umschlag dauernd heiß bleibt, also nicht während der Anwendungszeit erkaltet. Dies erreicht man, indem man entweder die Kompressen wiederholt erneuert oder indem man ein Heizkissen oder eine Wärmeflasche überlegt.

Kamillensitzbäder gegen entzündliche Erkrankungen des Unterleibes müssen mit ansteigender Temperatur genommen werden, sollen sie richtig wirksam sein.

Für Spülungen sind Kamillen sehr bewährt, und besonders werden sie für Darmeinläufe verwendet.

Bei Erkrankungen der Harn- und Unterleibsorgane wird auch oft ein lokales Sitzdampfbad heilsam sein.

Bekannt ist die Verwendung von heißfeuchten Kamillensäckchen zur Zeitigung von *Furunkeln und Blutschwären.*

Bei all diesen äußerlichen Anwendungen kann man die Kamille mit Käsepappeln (Malva neglecta) mischen, die vor allem erweichende Eigenschaften haben.

Außerdem sei Käsepappeltee zur Badebehandlung von Erkrankungen der Haut, besonders des nässenden Ekzemes, empfohlen.

Leinsamen (Semen lini)

Schließlich sei auch an den Leinsamen erinnert, der durch seine *schmerzstillenden und erweichenden Eigenschaften* oft als Umschlagmittel verwendet wird.

Es ist überhaupt ratsam, die Heilmittel, die man als Umschlag verwendet, öfters zu wechseln, da sich der Körper bald an ein bestimmtes Mittel gewöhnt und das dann in der Gewöhnung viel geringer wirksam wird. Durch den öfteren Wechsel wird der Körper aber immer wieder aufs neue angeregt, den Heilungsprozeß vorwärtszutreiben.

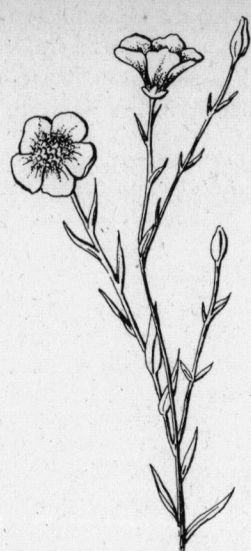

Abb. 13   Echter Lein

Vom Leinsamen wissen wir noch, daß er in milder Weise *stuhl-gangfördernd* ist, wenn man morgens nüchtern einen Eßlöffel voll der geschroteten Körner nimmt; daß er heilsam bei *Magenkatarrh*, aber auch bei *Geschwüren des Magens und des Zwölffingerdarmes* wirkt, wenn man die Körner, als Tee bereitet, morgens nüchtern nimmt. Man läßt 2 Löffel voll Leinsamen mit einem Viertelliter Wasser 3–5 Minuten langsam kochen, läßt ihn 10 Minuten stehen, seiht durch und trinkt den Tee schluckweise.

Lindenblüten (Flores tiliae grandifoliae, Flos Tiliae)

gehören auch zur alten Garde der Heiltees und sind in jüngerer Zeit wieder recht zu Ehren gekommen. Man trinkt Lindenblütentee nun gerne als Frühstücks- oder Abendtee, oft mit Minze oder Melisse gemischt. Er ist billig und bekömmlich.

Außerdem ist Lindenblütentee ein wohlbekannter Schwitztee. Er wirkt milder als der Holunderblütentee und ist daher besonders bei Kindern angebracht. Auch zu den Schleimhäuten hat der Lindenblütentee vortreffliche Beziehungen, und sein möglichst heißer Genuß wird bei allen *Katarrhen* überaus gepriesen. Daß man sich hierzu ins wohlgewärmte Bett legt, ist ja selbstverständlich. Und wenn man dann in Schweiß kommt, so ist dies nur gut. Innerhalb solcher Schweißprozeduren hat der Tee auch bei frischem *Rheumatismus* gute Wirkung.

Lungenkraut (Pulmonaria officinalis, Herba Pulmonariae)

ist ein Frühlingszeitgenosse der Schlüsselblume, und wir finden es an Waldrändern und unter Gebüschen. Das Blümchen heißt auch »Ungleiche Schwestern«, weil an einer Blütendolde die eine Blüte rot und die andere blau ist. Verwendet wird das ganze Kraut mit Stiel, Blättern und Blüten. Das Lungenkraut hat ein sehr interessantes Signaturzeichen: Seine Blätter sehen in ihrer Zeichnung der Lungenstruktur sehr ähnlich. Das war ein Hinweis, der die Aufmerksamkeit der Alten auf dieses Kraut gelenkt hat. Wie nun der Name sagt, ist Pulmonaria ein spezifisches *Lungenheilmittel*, dessen Wirkung sich aber besonders auf einfache *katarrhalische Erscheinungen* erstreckt und weniger auf das schlimmste aller Lungenleiden, die Lungentuberkulose. Dagegen sind die kieselsäure- und kalkhaltigen Pflanzen wirksamer, so der »Wilde Gamander«, das »Zinnkraut«, »Eisenkraut« und die »Ringelblume«.

Minze, Pfefferminze (Mentha piperita, Folium Menthae piperitae)

Die Pfefferminze, die vorwiegend feldmäßig angebaut wird, ist bedeutend kräftiger als die in den Gärten angebaute Gartenminze oder die Abart Wasserminze (Mentha aquatica).
Ihre eigentlichste Heilkraft entfaltet die Minze vorwiegend dem *Magen* gegenüber, dessen Verdauungskraft sie stärkt und fördert. Sehr wertvoll ist der Gebrauch der Minze bei *Gallenblasenentzün-*

dungen, auch dann, wenn diese durch Gallensteine oder -grieß hervorgerufen werden. Besser ist es, hierfür das ätherische Öl der Minze zu nehmen, das eine starke galltreibende Wirkung hat und oft schnell die Schmerzen behebt. Es gibt viele Gallenkranke, deren Prozeß ein dauernd chronischer Zustand ist. Diesen sei der andauernde Gebrauch von Minzenöl sehr empfohlen. Es ist unschädlich und daher besser zu nehmen wie etwa Terpentinöl, das in vielen Heilmitteln gegen Gallenentzündung und Gallensteine als besonders wirksamer Bestandteil enthalten ist, das aber bei längerem Gebrauch die Nieren schädigt. Und erster Grundsatz jeder Heilung ist, daß sie ohne jede ungünstige Nebenwirkung geschehe.

Infolge seiner appetitanregenden Kräfte ist Minzentee so recht ein Heiltrank nach schwächenden Krankheiten, etwa nach einer Grippe oder Angina. Auch behebt er Übelkeiten und Neigung zu Erbrechen sowie Kopfschmerzen, die infolge von Magenstörungen entstanden sind.

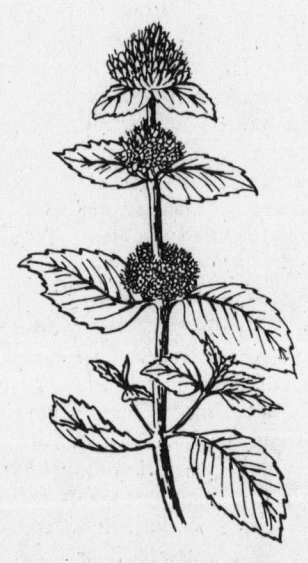

Abb. 14   Wasserminze

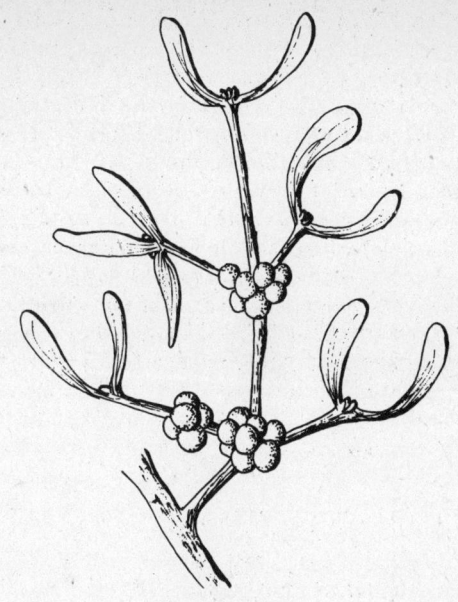

Abb. 15   Mistel

Mistel (Viscum album, Herba Visci albi)

Die Mistel ist eine uralte Kult- und Heilpflanze, und unsere Kennt-
nis von ihr geht weit zurück bis in das heidnische Zeitalter. Damals
stand sie unter dem besonderen Schutz der Priesterinnen, die aus ihr
heilkräftige Pulver von tiefster Wirkung bereiteten. Die moderne
Zeit wollte uns auch die Mistel vergessen lassen, aber nicht nur als
weihnachtliche Kultpflanze, sondern auch als Heilpflanze erlebt sie
nun eine fröhliche Auferstehung. Eines schönen Tages hat man nämlich in ihr Heilkräfte gegen das Krebsleiden entdeckt, besonders
dann, wenn man den Mistelsaft direkt in die Krebsgeschwulst ein-
spritzen konnte. Signaturgemäß ist interessant, daß die Mistel eine
Schmarotzerpflanze ist und als solche den Krebs, der ja eine Schma-
rotzerkrankheit ist, wohl beeinflussen könnte.

Andere wichtige Heilkräfte der Mistel sind schon klarer. So hat ihr Tee, ihre Tinktur oder ihr Pulver eine ausgesprochene blutdruckherabsetzende Wirkung, also ist die Mistel eines unserer besten Heilmittel bei *Arterienverkalkung und ihren Nebenerscheinungen.* Dabei wirkt sie stark auf die *Drüsen mit innerer Sekretion,* deren Funktion sie regelt und wieder harmonisch macht. Dadurch ist die Mistel ein ausgesprochenes Verjüngungsmittel! Und wer wollte dies nicht haben, wenn er einmal seine Kräfte schwinden fühlt. Und wie oft geht so einer an einem Obstbaum oder an einer Eiche vorbei, an deren Ast die Mistel ihr Dasein fristet, indem sie dem Baum die besten verjüngenden Säfte entzieht, und hat keine Ahnung von der großen Heilkraft dieses sonderbaren Gewächses. Und solch ein Verjüngungsmittel ist so billig zu haben und viel, viel besser als alle Hormontabletten. Ist es in diesem Zusammenhang nicht auch sehr interessant, daß schon die alten heidnischen Priesterärztinnen das Mistelpulver als Heilmittel gegen *Unfruchtbarkeit der Frau* mit Erfolg verwendeten? Ab und zu habe ich noch eine Bäuerin angetroffen, die das noch wußte. Gleichzeitig aber stillt die Mistel auch *Blutungen der Frau.* Also scheint sie überaus kräftigend auf die Empfängnisorgane zu wirken. Man kann die Mistel vor allem überhaupt als Frauenmittel ansehen, ähnlich wie den Frauenmantel, die Küchenschelle, die Taubnessel, den Wiesenknopf, Safran und eine Reihe amerikanischer Tinkturen, wie Aletris, Cimicifuga, Lilium tigrinum, die auch der Volksheilkunde entstammen.

Gegen eine andere sehr schwer heilbare Krankheit wurde die Mistel ebenfalls seit uralten Zeiten versucht, gegen die »Hinfallende Krankheit« (Epilepsie). Den Versuch soll man auch weiterhin nicht unterlassen, sich der Mistel anzuvertrauen.

Die Mistel gehört zu jenen großen Heilpflanzen, die noch auf eine gründliche Durchforschung ihrer Eigenschaften und Geheimnisse warten. Es haben die alten Priesterärztinnen von ihr sicher noch viel mehr gewußt, als die Volksüberlieferung uns bewahrt hat. Ihre Kenntnisse kamen aus einem geheimen Walten, mit Sinnen, die uns vollständig verlorengegangen sind. Wir müssen heute mühsamst alles auf dem komplizierten Wege der Analyse erforschen und ergründen und können uns nach vieler Arbeit erst nur dürftige Kenntnisse erwerben, die den Altvordern in weit höherem Maße eine Selbstverständlichkeit waren. Es ist gar nicht gut, wenn wir auf unsere technischen und chemischen Erfolge so stolz sind: Wir haben dagegen das hohe Wissen der Erkenntnis und der Intuition verloren.

Porst, Sumpfporst (Ledum palustre, Herba Ledi palustris)

Wir werden den Sumpfporst kaum selbst sammeln können, denn er kommt nur selten vor. Er wächst auf moorigem Grund unserer Almen, meist dort, wo wir auch die Preiselbeeren und die Bärentraube finden, die beide mit ihm verwandt sind. Der Sumpfporst ist eine schöne, über einen Meter hohe Staude, und seine rostfarbigen Zweige tragen den Tannen ähnliche Nadelblätter, die immer grün sind. An der Spitze jedes Zweiges steht eine schöne, weiß bis rosarote Doldenblüte, welcher ein balsamischer, terpentinartiger Geruch entströmt.

Wir nehmen den Sumpfporst in unsere Sammlung auf, weil er das großartigste Heilmittel gegen *Altersrheumatismus* ist, ein Leiden, das heutzutage weit verbreitet ist.

Man verwendet die 1:10 verdünnte Tinktur, von der man viermal täglich 10–15 Tropfen nimmt. Diese Arznei beschafft man sich in einer Apotheke.

Der Volksmund nennt den Sumpfporst treffend auch Gichttanne.

Ringelblume (Calendula officinalis, Flos Calendulae sine calycibus)

Wir haben diese große Heilpflanze, die gerne in unseren Gärten wuchert und bis zu Allerheiligen in Blüte steht, einige Male erwähnt. Man nennt sie auch Totenblume, denn sie wird gerne zum Schmucke der Gräber verwendet.

Neben Johanniskraut und Arnika ist sie die Dritte im Bunde unserer großen Wundheilpflanzen. Aber man merke sich: Die Arnika verwendet man am besten in der Form der Tinktur, das Johanniskraut als Öl und die Ringelblume als 10prozentige Salbe. Arnika dient den frischen Wunden, Johanniskraut vorwiegend den Wunden durch Verbrennungen und Erfrierungen, und die Ringelblume ist bei *eitrigen, nässenden und schrundigen Wunden* das gegebene Heilmittel. So ist die Ringelblumensalbe beim *offenen Fußgeschwür*, bei *Abszessen, Furunkeln und anderen Eiterprozessen* besonders bewährt.

Nur die goldgelben Blütenblätter sind reich an Kalk, Kieselsäure und Schwefelsalzen und werden nach der Reinigung von den grünen Kelchblättern zur Teezubereitung verwendet: gegen skrofulöse Erkrankungen und ihre Folgeerscheinungen. Die Hautausschläge selbst behandelt man mit Ringelblumensalbe, zu deren Herstellung sich

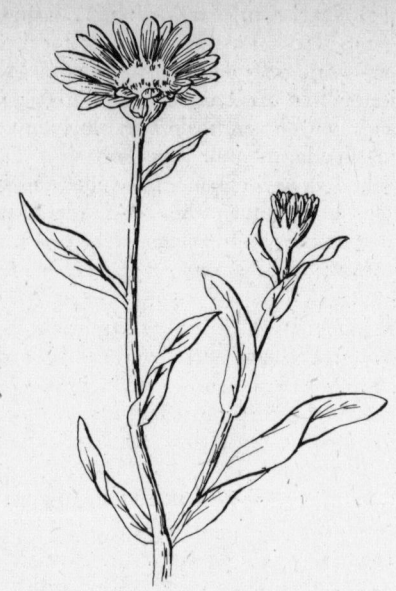

Abb. 16 Ringelblume

auch nur die Blütenblätter eignen. Besonders der Kopfgrind der Kinder, der diese mit seinen pustulösen Ekzemen dauernd schwächt, spricht auf die Ringelblumensalbe sehr gut an. Solchen Kindern gibt man dauernd Ringelblumentee zu trinken, und man wird sich nach einigen Wochen über den Erfolg freuen können. Die Ausschläge selbst behandelt man mit Ringelblumensalbe.

Rosmarin (Rosmarinus officinalis, Folium Rosmarini)

Seine Heimat sind die südlichen Länder, bei uns wird er in Töpfen und Treibhäusern gezogen. Dennoch ist Rosmarin auch bei uns eine bekannte Pflanze, ein Liebeszeichen, und so werden bei keiner rechten Hochzeit die Rosmarinsträußchen fehlen.

Als aromatisches Heilkraut entfaltet es vor allem seine vortreffliche Wirkung bei *Herzleiden* und wird da als Rosmarinwein gerne genommen. Wenn dieser nicht hausgemacht wird, so hat ihn die Apotheke, die Drogerie oder das Reformgeschäft vorrätig.

Der Tee wiederum hat wassertreibende Eigenschaften, besonders dann, wenn es sich um *Herzwassersucht* handelt. Er wirkt mild und ohne Nebenerscheinungen.

Gleichzeitig stärkt Rosmarin den *Magen*, fördert den Appetit und treibt die *Blähungen* aus. Das ist gerade bei Herzleiden sehr wichtig, weil ansonsten der angeschoppte und aufgeblähte querliegende Dickdarm auf das Zwerchfell drückt, dessen Hochstand bewirkt, wodurch die Herztätigkeit sehr beeinträchtigt wird. Viele Herzleiden haben ihre Ursache in Darmstauungen und müssen natürlich dann vom Darm aus behandelt werden. Hier ist Rosmarin als Tee, als Tinktur oder als Öl ein zuverlässiges Heilmittel, und man kann sich die Herz- und Nervengifte ruhig sparen.

Salbei (Salvia officinalis, Folium Salviae)

Wer ein Gärtchen hat, soll einen Salbeistock pflanzen, er wird den Tee aus seinen Blättern oft und gern gebrauchen. Denn wer bekommt nicht einmal eine *Halsentzündung* oder eine *vereiterte Zahnwurzel*, die operiert werden muß? Bei allen Entzündungen und gar Eiterungen des Mundes, Gaumens und Rachens, bei *Entzündungen der Mandeln und des Zahnfleisches* – was heute besonders oft vorkommt – sind Mundspülungen und Rachengurgeln mit Salbeitee geradezu unerläßlich. Man kann unbesorgt recht tief gurgeln. Wenn einmal dabei ein Schluck in den Magen kommt, so schadet es auch nicht.

Denn der Salbeitee ist auch vortrefflich gegen alle Arten *katarrhalischer Verschleimungen* sowohl der Verdauungs- als auch der Atmungsorgane und der Leber. Er ist ein Tee, der allgemein auf Schleimansammlungen ausscheidend wirkt und daher gerne mit dem speziellen Organ-Tee gemischt wird. Also zum Beispiel bei Verschleimungen der Atmungsorgane: mit Sonnentau, Huflattich und Thymian; bei Magenverschleimungen: mit Minze, Tausendgüldenkraut, Wermut und Wacholder; bei Erkrankungen der Galle und der Leber: mit Johanniskraut, Berberitzenwurzelrinde, Löwenzahnwurzel und Minze.

Gegen den *Nachtschweiß der Tuberkulösen* ist Salbeitee auch bewährt.

Schafgarbe (Achillea millefolium, Herba Alchemillae vulgaris)

ist auch so recht ein allgemein wirkender blut- und säftereinigender Tee, ein großes Geschenk der Natur und leicht für jedermann erreichbar. Die Schafgarbe ist reich an Bitterstoffen und ätherischen Ölen, und daher entwickelt sie ihre Heilkräfte besonders stark gegenüber *Erkrankungen der Verdauungsorgane*. Darüber hinaus wirkt die Schafgarbe auch zirkulationsfördernd mit einem ausgeprägten Einfluß auf das venöse Blut. So werden wir uns bei *Blutstauungen, Hämorrhoiden, Krampfadern, Venenentzündungen* ihrer bedienen. Da der Tee auch blutstillende Eigenschaften hat, werden Frauen in gegebenen Fällen an ihn denken.

Schlüsselblume (Primula officinalis, Flos Primulae sine calycibus)

Was der Mensch im Laufe des Winters an *Schleim, Schlacken, Harnsäure und sonstigen Abfallprodukten* angesammelt hat und infolge der ungenügenden Sauerstoffzufuhr nicht ausscheiden konnte, das räumt die Schlüsselblume während ihrer Blütezeit, als Tee bereitet, wieder gründlich aus. Es gibt keinen besseren Frühlingstee als den der Schlüsselblume. Die Wiesen in niederer Mittelgebirgslage leuchten im herrlichen Gelb dieses ersten Frühlingsboten, und in knapp einer Stunde sammelt man mehr, als man gebrauchen kann. Man nimmt nur die gelben Blütenblätter, ohne die grünen Kelchblätter, und verwendet etwa zwei gehäufte Kaffeelöffel dieser gut getrockneten Blütenblätter auf ein Viertelliter Wasser, läßt sie etwas kochen und 10 Minuten ziehen; gibt, wenn es schmeckt, Honig hinzu und läßt sich den guten Trank wohlbekommen. Es gibt beim Schlüsselblumentee weder Durchfall noch sonst irgendwelche unangenehmen Begleiterscheinungen. Seine Haupttheilkraft entwickelt der Schlüsselblumentee bei Harnsäureüberschuß und den damit verbundenen *rheumatischen Erkrankungen*.

Sonnentau (Drosera rotundifolia, Herba Droserae)

ist als einzige fleischfressende Pflanze Mitteleuropas merkwürdig und wächst bei uns auf den Almen, öfter im Schwarzwald, vor allem aber in den weiten Mooren von Finnland und Polen. Die kleinen Blätter, die wie eine Rosette auf dem Torfmoosboden ausgebreitet liegen, sind mit Drüsenhaaren besetzt, die sich sofort schließen, wenn ein kleines Insekt, von den glänzenden Safttropfen angelockt, sie berührt. Dieses seltene und meist vom Ausland eingeführte Kraut hat natürlich seinen Preis.

Doch die Heilkräfte dieser zarten Pflanze sind so bedeutend, daß man sie nicht entbehren kann. Sie ist ein ausgesprochenes Spezialheilkraut bei Erkrankungen der Atmungsorgane und hat sich besonders beim *Keuchhusten* bewährt. Der ist nun freilich ein Leiden, das eine lange Zeit zur Heilung braucht, die kaum abgekürzt werden kann. Aber Sonnentautee oder die Tinktur werden den quälenden Stick- und Krampfhusten ganz wesentlich mildern und so den Krankheitszustand erträglicher machen. Auch bei *Bronchialkatarrh* in seiner akuten oder chronischen Form, bei *Bronchialasthma und Lungenemphysem*, bei *Lungenspitzenkatarrhen*, bei *Rachen- und Kehlkopfkatarrh* wird Sonnentau hervorragende Heilkräfte entfalten, wird in vielen Fällen heilen, in allen eine wesentliche Linderung bringen.

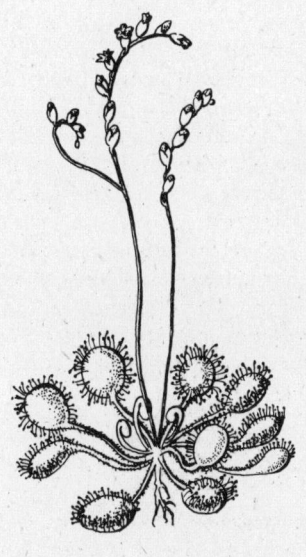

Abb. 17 Sonnentau

Man spricht dem Sonnentau auch nervenberuhigende und blutdruckherabsetzende Wirkung zu. Das ist durchaus richtig, weil der
Bronchialkatarrh alter Leute, bei dem Sonnentau besonders wirksam ist, meist nur eine Begleiterscheinung von Aderverkalkung und
Blutdruckerhöhung ist. Altersbronchitis ist ein sehr verbreitetes
Leiden, und ein jeder, der damit zu tun hat, soll fleißig Sonnentautee trinken.

Spitzwegerich (Plantago lanceolata, Herba Plantaginis)

Er ist ja allgemein bekannt und bedarf nicht vieler Worte. Am
besten ist der beliebte Spitzwegerich-Saft, den man auch selbst bereiten kann. Das ist billig und gibt die Gewähr, daß man echten
Spitzwegerich-Saft hat. Er ist ein ausgesprochenes Heilmittel bei
Verschleimungen aller Organe, also nicht nur der Atmungsorgane
allein. In diesem Sinne sei er zur Frühlingskur empfohlen, schon
deshalb, weil der frische Spitzwegerich-Saft weitaus stärkere Heilkräfte entfaltet als der konservierte.

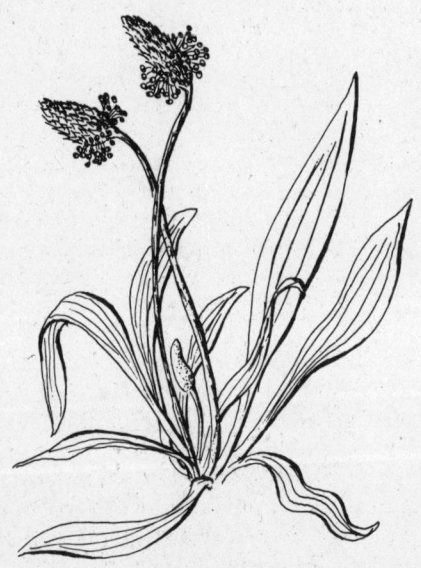

Abb. 18   Spitzwegerich

Stiefmütterchen (Viola tricolor, Herba Violae tricoloris)

Das herzige kleine Stiefmütterchen, wie es auf unseren Feldern wächst – nicht seine große Schwester in den Gärten – ist ein Heilkraut der Harnorgane. Vor allem aber leistet es bei *Blasen- und Harnröhrenkatarrhen,* neben der Bärentraube, dem Zinn- und Johanniskraut, sehr gute Dienste.
Es wird auch, ähnlich wie die Ringelblume, bei der *Skrofelkrankheit* der Kinder und bei *Hautausschlägen* sehr gelobt.
Das Stiefmütterchen wirkt mild und sanft, entsprechend seiner Erscheinungsform in der Natur.

Taubnessel (Lamium album, Flos Lamii albi)

Als Heilmittel nimmt man nur die weißen Taubnesseln und von diesen nur die Blüten. Man muß also schon fleißig sammeln, wenn man ein richtiges Säckchen beisammen haben will, um so mehr, als die Taubnessel nur immer streckenweise zu finden ist. Am ehesten ist sie an Hecken und Mauern, wo es trocken ist, anzutreffen.
Auch die Taubnessel ist ein Spezialheilmittel, und zwar gegen den *Unterleibskatarrh der Frau.* Sie wird dabei in erster Linie zu Spülungen verwendet. Ihr Tee ist gegen dieses lästige Leiden viel besser als die leider heute vielfach verwendeten chemischen Präparate.
Es ist selbstverständlich, daß Frauen und Mädchen, die mit solchen Leiden behaftet sind – und es sind deren allzuviele –, sich untersuchen lassen, damit auch die Ursache des Ausflusses festgestellt wird. Denn nur dann besteht Aussicht auf Heilung.
Die Taubnessel wird nur beim einfachen katarrhalischen Weißfluß hilfreich sein, doch wird man ihre Heilkraft auch durch entsprechende innere Heilmittel unterstützen müssen.

Tausendgüldenkraut (Erythraea centaurium, Herba Centaurii)

Es kann schon seine tausend Gulden wert sein, wenn es gilt, Magen und Darm mit einem tüchtigen inneren Reisbesen auszufegen. Der Tee treibt die Magenwinde aus, reinigt die Magensäfte und stellt wieder den normalen Säuregehalt des Magensaftes her. Die da gerne einmal ein bißchen über die Schnur hauen, fettes Fleisch, scharfe

Gewürze und Süßigkeiten nicht lassen können, bei denen kann es immer einmal zur *Übersäuerung der Magensäfte* kommen. Viele leiden aber auch aus Veranlagung daran. Die Folge davon ist dann das sogenannte Sodbrennen, eine recht unangenehme Begleiterscheinung der Magenübersäuerung. Üblich nimmt man dann Speisesoda, das wohl das augenblickliche Brennen beseitigt, aber dem Magen schadet und das Leiden als solches schlechter macht. Will man mit der Zeit nicht zu schweren Schädigungen der Verdauungsorgane kommen, die einem das Leben zur Qual machen, dann muß man den nötigen Willen gegen sich selbst aufbringen und sich zu einer zweckentsprechenden Diät entschließen. Dem gleichzeitigen Gebrauch von Tausendgüldenkrauttee wird man in kurzer Zeit die Ordnung im Magenhaushalt zu danken haben.

Solche Erkrankungen im Magen und Darm haben noch manche andere Begleiterscheinungen, wie *Stoffwechselstörungen und allge-*

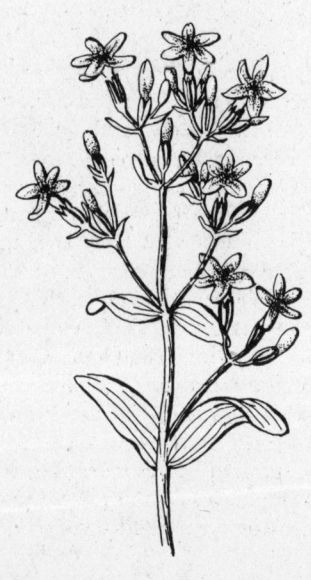

Abb. 19   Tausendgüldenkraut

meinen Säureüberschuß, wodurch wieder *Gicht und Rheuma* entstehen können. Aber oft finden wir auch, daß solche Kranke richtig gemütskrank sind: Frauen leiden an Hysterie, Männer an Hypochondrie. Alle die werden gut daran tun, Tausendgüldenkrauttee zu trinken. Mit anderen Worten: Wann immer auch allgemeine Erkrankungen durch Störungen im Magen oder Darm entstehen, wird Tausendgüldenkraut Hilfe bringen.

Wacholder (Juniperus communis, Fructus und Lignum Juniperi)

Pfarrer Kneipp hat dieses alte Volksheilmittel wieder zu Ehren gebracht, und hätte er nichts anderes sonst getan, so wäre er schon allein deswegen ein berühmter Mann geworden.
Der Wacholderstrauch wächst häufig auf unseren Almen und Bergen, und jedermann kennt die Beeren, da sie ja auch als Gewürz in Küche und Haus gern verwendet werden.
Zu einer tiefgreifenden Reinigung des gesamten Organismus gibt es kaum ein besseres Heilmittel als Wacholderbeeren. Alle Abfallprodukte, Schleim, Wasser, Harnsäure, Stein und Grieß, Magen- und Darmgase werden mächtig durch die Beeren ausgetrieben, wenn man sie in kurmäßiger Weise, wie es Kneipp vorschreibt, einnimmt. Ähnlich, vielleicht noch tiefer durchgreifend, wirken auch die jungen Sprossen, als Tee genommen. Nur Kranke, die nierenleidend sind, müssen mit dem Wacholdergebrauch vorsichtig sein und bei Vorhandensein von Eiweiß im Harn ihn überhaupt meiden.
Die Beeren nimmt man folgend: Am ersten Tag sind vier Beeren zu nehmen und gut zu zerkauen. Dann nimmt man täglich um eine Beere mehr, bis man auf fünfzehn Stück im Tag gekommen ist. Nun verringert man wieder täglich die Dosis um je ein Stück, bis man wieder bei vier Stück angelangt ist. Diese Kuranwendung dauert also 23 Tage. Daß man dabei auch Diät hält, ist selbstverständlich. Man kann diese Kur viermal im Jahr durchführen. Wer's tut, wird sich viel Sorgen, Schmerzen und Geld sparen.
Der Tee der jungen Sprossen ist besonders gegen *Wassersucht* heilsam, und man wird ihn auch mit ähnlich wirkenden Heilkräutern mischen können, wie Rosmarin, Attichwurzeln, Petersiliensamen, Holunderwurzeln.
Aber gerade bei Wassersucht muß man in der Wahl der Heilkräuter schon sehr bewandert sein. Zunächst gilt es festzustellen, ob es eine Herz-, Bauch- oder Hautwassersucht ist. Dann muß man

auch die wirkliche Ursache der Wassersucht erkennen, wenn man das geeignete Mittel finden will. Und nun wird noch jener tiefe Blick in das Wesen der Natur des Kranken und der Krankheit notwendig sein, um nach dem richtigen Heilmittel zu greifen. Denn jeder Mensch hat seine Natur und seine Krankheit. Da gibt es kein »Über-einen-Leisten-Schlagen«. Der rechte Arzt muß in die Vielfalt des Menschen und der Natur hineinblicken können, um dann mit sicherem Griff das rechte Heilmittel zu finden.

So wird man auch bei Wassersucht durchaus nicht immer Erfolg haben, wenn man wassertreibende Heilkräuter einfach mischt, sondern oft wird das geeignete Einzelkraut eine größere Heilwirkung bringen, wenn es für den einzelnen Fall richtig gewählt ist.

Die starke ausscheidende Kraft des Wacholders bewirkt auch ihren günstigen Einfluß bei zu schwachen Regelblutungen. Für die Gesunderhaltung des Frauenkörpers aber ist es notwendig, daß die allmonatliche Blutung ausreichend ist.

Bekannt und beliebt ist das Wacholderöl, das durch seine mäßige hautreizende Wirkung einen schmerzlindernden Einfluß bei *chronischen Gelenksleiden* ausübt. Die Dämpfe des Wacholderöles, aber auch der Rauch verbrannter Beeren reinigen die Luft. Bei Erkrankungen der Luftwege kann man solche Räucherungen durchführen.

Wegtritt (Polygonium aviculare, Herba Polygonii)

Ganz unscheinbar wuchert er an Wegen, Rainen und Mauern entlang, von niemandem beachtet, ja selbst von denen nicht gesehen, die seiner Hilfe so dringend bedürftig wären: die vielen, die an *Nierenversandung* oder gar *Nierensteinen* leiden. Aber sie lassen sich lieber von ihren Schmerzen quälen und, wenn sie es nicht mehr auszuhalten vermögen, dann legen sie sich halt auf den Operationstisch, anstatt rechtzeitig am Tor zur »Herrgotts-Apotheke« anzuklopfen und nachzufragen, ob der Schöpfer nicht auch für dieses Leiden ein Kräutl hat wachsen lassen. Freilich hat er das getan. ER hat die Krankheit kommen lassen, daß der Mensch Stunden der Läuterung finde und seine Seele reinige von den allzuvielen Schlakken, die der Alltag ablagert. Aber er hat auch für jede Krankheit die rechten Heilmittel erschaffen, und der Vernünftige braucht nur mit offenen Augen hinzugehen und aufzulesen, was uns in so reichem Maße geschickt ist.

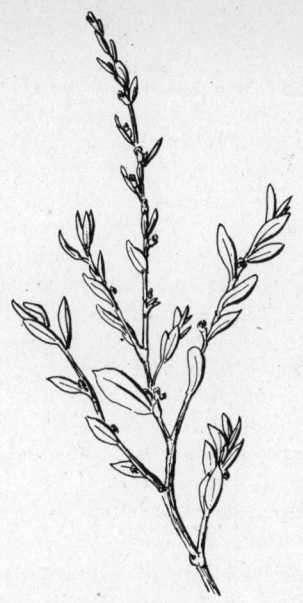

Abb. 20   Wegtritt

So sollen auch die, welche an chronischer Nierenbeckenreizung leiden, hingehen und den unscheinbaren Wegtritt sammeln und von
ihm fleißig den Tee trinken: Er wird den Grieß und Sand und die
kleinen Steinchen austreiben und wird vielen vollkommen helfen,
die mit diesem gefährlichen Leiden geplagt sind.

Weide (Salix fragilis, Cortex salicis)
Wiesengeißbart (Spiraea ulmaria, Herba Spiraeae ulmariae)

So unterschiedlich die beiden sind, so wollen wir sie doch zusammen erwähnen, denn beide sind durch ihren Salizylgehalt hervorragende Heilmittel bei *rheumatischen Erkrankungen*.
Die Weide, wie sie die Korbflechter brauchen, ist allgemein bekannt.
Verwendet wird die Rinde. Man schält sie von den jüngeren Zweigen ab, schneidet sie fein und trocknet sie im Schatten.

Weniger bekannt ist der Wiesengeißbart, auch Spierstaude genannt, obwohl er bei uns in großen Mengen vorkommt. Man findet ihn nur – wie so manches Rheumaheilkraut – an feuchten Stellen, besonders an fließendem Wasser, also an Bachufern, Quellen usw. Er ist eine gut mannshohe Staude, die an jedem Stengel eine gelblich-weiße große Doldenblüte trägt. Er ist leicht an seinen Blättern zu erkennen, die an kleinen Zweigen entlang des oft zwei Meter hohen Stengels wachsen: Sie sind rauh, an der Oberfläche dunkelgrün, an der Rückseite aber silbergrau gefärbt. Wo der Wiesengeißbart wächst, ist er immer in größeren Mengen anzutreffen, so daß man schnell eine genügende Menge der Blüten sammeln kann. Sie riechen angenehm süßlich und werden von den Bienen gerne besucht. Daher auch der weitere Name Bienenkraut.

Er übertrifft in seiner Heilwirkung gegen Rheumatismus noch die Weidenrinde und hat den Vorteil, daß sein Tee gut schmeckt, während die Weidenrinde oder die Berberitzenwurzelrinde, die wir schon kennenlernten, sehr bitter ist.

Zudem hat der Wiesengeißbart eine starke schweißbildende Wirkung, ein Umstand, der bei der Behandlung von Rheuma besonders wichtig und vorteilhaft ist.

Wermut (Artemisia absinthium, Herba Absinthii)

Der brave Magenbitter ist uns wohlbekannt, und er kann einen *verdorbenen Magen* richtig wieder auf gleich bringen. Man nimmt ihn als Tee, Pulver, als Tinktur oder auch in Wein angesetzt. Das soll jeder halten nach seinem Geschmack, aber bereit soll man Wermut immer haben, denn bei den ersten Zeichen eines *Magenkatarrhs*, insbesondere, wenn man einmal dem Magen zuviel zugemutet hat, werden Wermuttropfen oder -pulver schnell wieder Ordnung schaffen. Wer viel reist und die Schaukelbewegungen des Zuges oder Autos nicht verträgt, soll als Reisebegleiter ein Fläschchen der Tinktur mitnehmen.

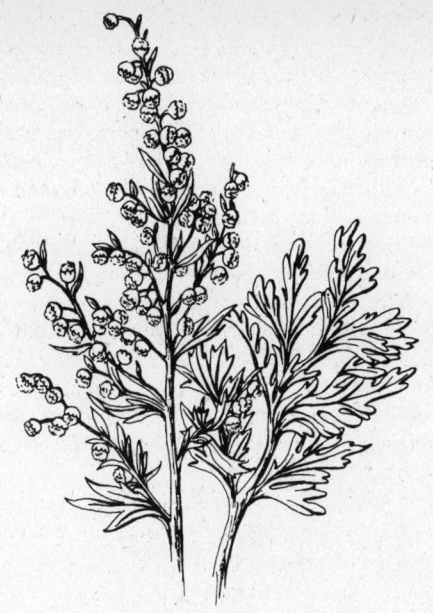

Abb. 21   Wermut

Wiesenknopf (Sanguisorba off., Flos und Radix Sanguisorbae)

Sieh dir einmal den Wiesenknopf, wie er auf unseren feuchten Wiesen wächst, richtig an: Ein dünnes Stengelchen schmückt eine kleine dunkelrote Blüte, die wie ein runder Knopf aussieht und, wenn du richtig vergleichen kannst, wie ein Bluttropfen. So heißt er auch Blutknopf oder Bluttröpflein. Wieder weist uns die Natur wundervoll auf die heilenden Eigenschaften der kleinen Blume hin: Die blutrote Blüte ist ein großes Heilmittel gegen *übermäßige Regelblutungen* und soll regelmäßig vor und während der Regelzeit getrunken werden. Wenn keine schwereren organischen Erkrankungen vorliegen, wird der Wiesenknopf hilfreich sein.

Zum Abschluß

Das sind durchaus nicht alle Heilkräuter, die uns die Mutter Erde spendet. Es gibt noch über viele vieles zu sagen. Aber wir wollen zufrieden sein, wenn wir die in diesem Werk genannten gut kennen und richtig zu verwenden wissen. Ein Zuviel würde nur verwirren, und mit denen, die wir kennenlernen, finden wir für den Hausgebrauch durchaus das Auslangen.

Darüber hinaus gibt es noch einige ganz große und gewaltige Heilpflanzen von ganz besonderer Tiefenwirkung und so wundervoller Heilkraft, daß man sie in der Praxis nicht entbehren könnte.

Aber die gehören bereits in die Hand des Arztes, denn sie müssen genau dosiert und verordnet werden, damit keine Nebenerscheinungen auftreten können.

Zum Teil aber sind es auch Giftpflanzen, doch gerade diese besitzen die größten Heilungseigenschaften, wenn ihnen durch entsprechende Verdünnung die Giftwirkung entzogen wird.

III. Die häufigsten Krankheiten und ihre naturkundliche Behandlung

Dieses Rezeptbuch ist das Ergebnis meiner dreißigjährigen Erfahrungen in der Behandlung kranker Menschen als Heilpraktiker und Homöopath.

Es sind in diesem Buche keine Spezialitäten genannt, sondern nur Heilkräuter, wie man sie in jeder Apotheke, Drogerie oder Kräuterhandlung erhalten kann. Das Rezeptbuch vertritt also keine besondere Heilmittelfirma, sondern es werden einfach jene Heilkräuter genannt, die sich in einer dreißigjährigen Behandlungszeit als besonders heilkräftig und wertvoll erwiesen haben.

In einem Rezeptbuch für Laien können natürlich nicht alle Kräuter genannt werden, die auch noch zu einem Heilerfolg führen können. Dies würde nur verwirrend wirken.

Die hier genannten Heilmittel sind die gebräuchlichsten, und in vielen Fällen wird man mit ihnen auskommen und, wo nicht Heilung möglich ist, doch eine Besserung erreichen.

Die Voraussetzung jeder erfolgreichen Behandlung ist der richtige Krankheitsbefund. Nur wenn man seine Krankheit erkennt, kann man die entsprechenden Heilmittel wählen.

Die Handhabung dieses Rezeptbuches ist praktisch und einfach:
1. Die Krankheit.
2. Die Heilkräuter.
3. Die Anweisungen für Diätetik und sonstige Naturheilanwendungen.

Abmagerung

Anweisungen:

Liegekuren in der frischen Luft, Grundursache feststellen.

Afterjucken

Anweisungen:
Äußerlich: Hamamelissalbe.

Angina (Mandelentzündung)

Kräuterteemischung:

Ringelblume, Holunderblüten, Schlüsselblumenblüten, Salbei, Bockshornklee. Zu gleichen Teilen gemischt, 100 g.
Gebrauch: 1–2 Eßlöffel auf ¼ Liter kaltes Wasser, kochen und ziehen lassen, schluckweise möglichst warm tagsüber zu sich nehmen.

Anweisungen:

Diät: Die ersten Tage am besten bei Frucht- und Zitronensaft fasten. Anschließend leichte, reizlose Kost.

Anwendungen: Folgende Wickeltechnik ist besonders bewährt: Heißer Breiwickel (am besten Leinsamen) um den Hals. Gleichzeitig lauwarmer Wasserwickel um die Brust. Gleichzeitig kalte Wickel um die Waden. Anwendungsdauer zweimal täglich je 1 Stunde. Der Wadenwickel wird alle 10 Minuten gewechselt. Der Halswickel alle ½ Stunden. Der Brustwickel bleibt liegen.
Ärztliche Kontrolle dringend notwendig wegen Möglichkeit einer Diphtherieerkrankung. – Jede Angina gründlich und sorgfältig ausheilen, sonst Folgeerkrankungen (Herzleiden, Gelenksentzündungen usw.) leicht möglich!

Appetitlosigkeit

Kräuterteemischung:

Enzianwurzel, Tausendgüldenkraut, Wermutkraut. Zu gleichen Teilen gemischt, 100 g.
Gebrauch: 1–2 Eßlöffel mit ¼ Liter siedendem Wasser übergießen, ziehen lassen, abgießen und ½ Stunde vor den Hauptmahlzeiten trinken.

Viele Vitamine, auch Lebertran und -Emulsionen wie Pentavitol, Sanostol, Tetravitol oder Pantovit.

Asthma

Kräuterteemischung:

Sonnentau, Lungenkraut, Salbei, Fenchel, Spitzwegerich, Eibischblätter, Huflattichblüten, Schlüsselblumenblüten, Johanniskraut, Gartenraute. Zu gleichen Teilen gemischt, 100 g.
Gebrauch: Einen Löffel auf $1/4$ Liter Wasser, aufkochen, ziehen lassen und schluckweise tagsüber trinken.

Anweisungen:

Diät: Sehr salzarme Kost, sehr wenig Flüssigkeit, keine blähenden Speisen. Keine Kartoffeln. Ansonsten gute, kräftige, möglichst trockene Kost. Mageres gebratenes Fleisch.

Anwendungen: Brustwickel mit heißer Vollmilch sind sehr wirksam. Einreibungen der Brust und des Rückens mit Eukalyptus- oder Latschenöl. Bäder mit Latschenextrakt und Steinsalz.
Heilbäder: Gleichenberg, Ischl, Aussee. Reichenhall in Bayern. Adriatisches Meer.

Augenbindehautentzündung

Kräuterteemischung:

Augentrosttee, 50 g.
Gebrauch: 1 Eßlöffel und $1/4$ Liter kaltes Wasser aufkochen, schluckweise tagsüber zu sich nehmen.

Anweisungen:

Diät: Salzarme Kost, keine scharfen Gewürze, nicht rauchen.

Anwendungen: Augendampfbäder mit Augentrosttee. Feuchtwarme Kompressen mit Augentrosttee.
Die Augen gegen Sonnen- und Lampenlicht durch dunkle Brille schützen.

Basedow

Anweisungen:

Arbeitsruhe, alle Anstrengungen sind zu vermeiden. Reichlich Schlaf, fleischarme Kost.

Bettnässen

Kräuterteemischung:

Goldrute, Johanniskraut, Tormentillwurzel. Zu gleichen Teilen gemischt, 100 g.
Gebrauch: 1 Kaffeelöffel mit $^1/_8$ Liter Wasser aufkochen lassen und um 5 Uhr nachmittags trinken.

Anweisungen:

Diät: Salzarm, sehr wenig Fleisch, keinen Essig, keine Gewürze. Nach 5 Uhr gar keine Flüssigkeit. Zum Nachtmahl Trockenkost. Nach 3–4 Stunden Schlaf das Kind zum Urinieren abheben. – Vorsicht gegenüber Erkältungen jeder Art.

Blasenkatarrh

Kräuterteemischung:

Goldrute, Ehrenpreis, Salbei, Petersiliensamen, Schachtelhalm, Bärentraubenblätter, Stiefmütterchen. Zu gleichen Teilen mischen, 100 g.
Gebrauch: 1 Eßlöffel mit $^1/_8$ Liter Wasser aufkochen, ziehen lassen, tagsüber schluckweise trinken.

Anweisungen:

Diät: Zeitweilig, besonders im akuten Stadium, gänzlich salzlos und reizlos leben. Kein Fleisch, keinen Alkohol, keinen Bohnenkaffee. Reichlich Obst und Milch.

Anwendungen: Recht warm halten. Halbbäder von Haferstroh, Kamille und Zinnkraut bei ansteigender Wassertemperatur. Trockenwarme Auflagen über Nacht. Vorsicht bei jeder Art von Erkältung. Frischen Blasenkatarrh gut ausheilen, da er sonst leicht chronisch wird.

Blutarmut

Kräuterteemischung:

Arnikablütenblätter, Ringelblumenblüten, Johanniskrautblüten, Eisenkraut, Schachtelhalm, Brunnenkresse, Eichenrinde. Zu gleichen Teilen gemischt, auf 100 g.
Gebrauch: 1 Eßlöffel und ¼ Liter kaltes Wasser aufkochen und ziehen lassen, mit Honig schluckweise tagsüber zu sich nehmen.

Anweisungen:

Diät: Vitamin- und nährsalzreiche Kost, also viel Rohkost. Ansonsten Haferflocken, Reis, Grieß, Hirse, Gerste, Polenta. Frische Gemüse, besonders Wurzelgemüse, gelbe Rüben, Bohnen, Rettiche usw. Fleisch, Eier sind unwichtig.

Anwendungen: Viel frische Luft. Atemübungen. Waldluft im Mittelgebirge. Bäder mit Latschenbadeextrakt und Steinsalz. Leichte Streichmassage. Seelisch ausgeglichenes Leben.

Brand (Altersbrand)

Anwendungen: Wickel mit Lehm, Topfen oder Milch oft noch von Vorteil. Zum Lehmwickel Zusatz von Arnikatinktur.

Anweisungen:

Arzt verständigen, da meist Amputation notwendig.

Bronchialkatarrh

Kräuterteemischung:

Lungenkraut, Arnikablütenblätter, Johanniskraut, Thymian, Eibischwurzel, Süßholzwurzel, Huflattichblüten, Holunderblüten, Schlüsselblumenblüten, Ehrenpreis. Zu gleichen Teilen gemischt, 100 g.
Gebrauch: 1–2 Eßlöffel und ¼ Liter kaltes Wasser aufkochen und ziehen lassen. Möglichst warm schluckweise trinken. Honig kann dazukommen.

Anweisungen:

Diät: Salzarm und trocken essen. Sehr wenig Flüssigkeit. Ansonsten nahrhafte Kost. Nicht rauchen, nur wenig Alkohol (Rotwein).

Anwendungen: Vor allem, wenn nötig, Herzkräftigung. Wickel mit heißer Milch. Dampfinhalationen mit Latschenöl oder Meerwasser. Höhenluft oder Adria. Atemübungen.

Heilbäder: Bad Gleichenberg, Bad Reichenhall, Bad Aussee, Bad Ischl und Bad Hall in Tirol.

Brustdrüsenentzündung

Kräuterteemischung:

Ringelblumenblüten, Johanniskraut, Holunderblüten. Zu gleichen Teilen gemischt, 100 g.
Gebrauch: 1 Eßlöffel Tee auf $1/4$ Liter kaltes Wasser geben, kochen und ziehen lassen, schluckweise tagsüber trinken.

Anweisungen:

Diät: Salzarm und fleischlos.

Anwendungen: Lauwarme Umschläge mit Ringelblumentee. Bei Eiterung chirurgische Behandlung.

Brustfell- und Rippenfellentzündung

Kräuterteemischung:

Lindenblüten, Holunderblüten, Ehrenpreis, Johanniskraut, Sonnentau, Thymian, Eibisch, Fenchel. Zu gleichen Teilen gemischt, 100 g.
Gebrauch: 1–2 Eßlöffel auf $1/4$ Liter kaltes Wasser, aufkochen und ziehen lassen und möglichst heiß trinken.

Anweisungen:

Diät: Salzarme Trockenkost. Nicht rauchen, keinen Alkohol.

Anwendungen: Ruhe, liegen. Trockene, heiße Kompressen, am besten mit heißem Sandsäckchen. Herzstärkung!

Darmblähungen

Kräuterteemischung:

Kamille, Pfefferminze, Kalmus, Kümmel, Tausendgüldenkraut, Fenchel, Enzianwurzel. Zu gleichen Teilen gemischt, 100 g.
Gebrauch: Nach dem Essen und abends zum Schlafengehen 1 kleine Tasse des Tees (1 Kaffeelöffel der Mischung auf eine Tasse).

Anweisungen:

Diät: Selbstverständlich vermeiden, was individuell Blähungen verursacht. Meist sind dies: Hülsenfrüchte, Hefeteigspeisen, Kraut und Kohlgemüse, Steinobst, frisches Brot, oft auch Kartoffeln.

Anwendungen: Sehr bewährt sind feuchtwarme Wickel über den Leib. Oder auch kurze (1–2 Minuten) kalte Sitzbäder mit gleichzeitiger kräftiger Abreibung des Unterleibes. Fachgemäße Massage. Reichlich Bewegung, besonders nach dem Essen. Gymnastik. Atemübungen. Viel frische Luft. Flatus tunlichst nicht unterdrücken. Für geregelten Stuhlgang sorgen.

Darmkatarrh Akute Form

Kräuterteemischung:

Kamille, Kalmus, Tormentillwurzel, Eichenrinde, Heidelbeerfrüchte, Johanniskraut. Zu gleichen Teilen gemischt, 100 g.
Gebrauch: 1–2 Eßlöffel auf ¼ Liter kaltes Wasser geben, kochen und ziehen lassen, schluckweise ohne Zucker oder Honig tagsüber zu sich nehmen.

Anweisungen:

Diät: Zunächst gänzlich fasten. Dann frisch geriebene Äpfel. Anschließend auch zuckerfreien Zwieback, später Schleimsuppen von Haferflocken oder Reis. Verboten: Fleisch, Eier, Milch, Mehlspeisen, Mehlschwitze, Zucker. Erlaubt: Frische, gute durchgeseihte Buttermilch. Auch Einlauf damit.

Anwendungen: Ruhe, feuchtheiße Wickel mit Kamillentee.

Darmkatarrh Chronische Form

Kräuterteemischung:

Kardobenediktenkraut, Wermut, Tausendgüldenkraut, Bitterklee, Enzianwurzel, Salbei, Kalmus. Zu gleichen Teilen gemischt, 100 g, wie oben zu gebrauchen.

Anweisungen:

Diät: Kein Fleisch, keine Eier, keine Milch, keine Mehlspeisen, keine Fleischsuppe. Erlaubt: Leichte Gemüse ohne Mehlschwitze, Reis, Grieß, Haferflocken. Als Frischkost gewiegtes rohes Sauerkraut, feingeriebene rohe Äpfel.

Anwendungen: Feuchtwarme Wickel mit Kamillentee.

Diphtherie

Anweisungen:

Arzt verständigen. – Bekanntes Volksmittel: Eigenharnumschläge.

Drüsenschwellungen und -entzündungen

Kräuterteemischung:

Ringelblumenblüten, Arnikablütenblätter, Johanniskraut, Ehrenpreis, Braunwurz. Zu gleichen Teilen gemischt, 100 g.
Gebrauch: 1–2 Eßlöffel auf $1/4$ Liter kaltes Wasser, aufkochen und ziehen lassen, schluckweise tagsüber zu sich nehmen.

Anweisungen:

Diät: Reiz-, fleisch- und salzlos. Keinen Alkohol.

Anwendungen: Bei reiner Entzündung kalte Kompressen mit Eichenrindentee. – Bei beginnender Eiterung heiße Kompressen mit Ringelblumentee. – Zur Ausheilung Ringelblumensalbe. – Ruhe und möglichst liegen.

Ekzeme (Flechten)

Kräuterteemischung:

Labkraut, Ringelblume, Ehrenpreis, Klette, Stiefmütterchen, Berberitzenwurzelrinde. Zu gleichen Teilen gemischt, 100 g.
Gebrauch: 1 Eßlöffel und ¼ Liter kaltes Wasser aufkochen und ziehen lassen, schluckweise tagsüber trinken.

Anweisungen:

Diät: Möglichst salzarm. Wenig oder kein Fleisch. Nicht viel weißes Mehl. Keine Gewürze, keinen Essig. Keine alkoholischen Getränke.

Anwendungen: Salben im allgemeinen wenig zu empfehlen. Olivenöl oder Johanniskrautöl sind bewährt, oft auch Lebertran. Lauwarme Bäder mit einer Kräutermischung von Haferstroh, Weizenkleie und Kamille. Zeitweilig ausgesprochene Fastenkuren können sehr heilsam sein.

Englische Krankheit (Rachitis)

Kräuterteemischung:

Ringelblumen, Wacholderspitzentriebe, Zinnkraut, Eisenkraut, Eichenrinde, Krappwurzel, Brunnenkresse, Sassafrasholz. Zu gleichen Teilen gemischt, 100 g.
Gebrauch: 1–2 Eßlöffel auf ¼ Liter kaltes Wasser, kochen und ziehen lassen, schluckweise tagsüber mit Honig zu sich nehmen.

Anweisungen:

Diät: Vitamin- und nährsalzreiche Kost, viel Rohkost, besonders Nüsse und Südfrüchte. Morgens nüchtern Orangensaft, Haferflocken, Reis, Grieß, Gerste, Polenta wichtiger als Mehlkost. Reichlich gute Milch. Fleisch, Eier ganz unwichtig.

Anwendungen: Vorsichtige und rationierte Sonnenbäder. Wöchentlich zwei- bis dreimal lauwarme Vollbäder mit leicht ansteigender Temperatur, mit Latschenbadeextrakt und Steinsalz. Badedauer 15 Minuten. Täglich morgens und abends Einreibungen mit Johanniskraut-Latschen-Öl.

Erbrechen

Kräuterteemischung:

Tausendgüldenkraut, Salbei, Kamille, Minze, Wermut, Rosmarin, Johanniskraut, zu gleichen Teilen gemischt, 100 g.

Gebrauch: 1–2 Löffel und ¼ Liter kaltes Wasser, kochen und ziehen lassen, ohne Zucker schluckweise trinken.
Anweisungen:

Diät: Absolutes Fasten. Dann vorsichtig mit Schleimsuppen beginnen. Keine Milch, kein Fleisch, keine Eier!

Anwendungen: Heißfeuchte Wickel auf den Magen, am besten mit Kamillentee.

Fettsucht

Kräuterteemischung:

Brunnenkresse, Braunwurz, Johanniskraut, Blasentang, Storchschnabel, Rosmarin, Attich, Goldrute, Sennesblätter. Zu gleichen Teilen gemischt, 100 g.
Gebrauch: 1–2 Löffel und ¼ Liter kaltes Wasser kochen und ziehen lassen, morgens nüchtern und abends 1 Tasse ohne Zucker.

Anweisungen:

Diät: Mehlspeisen, Backwaren, Mehlschwitze, Zucker, Soßen, fettes Fleisch ganz ausschalten. Hauptnahrung: Mageres gebratenes Fleisch mit gedünsteten Gemüsen. Viel Rohkost, jedoch keine Südfrüchte. Säuerliches Obst, Zitronen, Rettich, Sauerkraut, Petersilienkraut (roh kauen). Als Getränk: Karlsbader Mühlbrunnen.

Anwendungen: Reichlich Bewegung, leichtes Bergsteigen. Gymnastik, Massagen. Bei gesundem Herz: Überwärmungsbäder mit nachträglichem Schwitzen. Bäderzusatz: Heublumen, Schafgarbe, Latschenbadeextrakt und Steinsalz.

Fieber

Kräuterteemischung:

Allgemeiner Fiebertee: Ringelblume, Johanniskraut, Arnikablüten-blätter, Holunderblüten, Pomeranzenblüten, Bitterklee, Hauswurz. Zu gleichen Teilen gemischt, 100 g.
Gebrauch: 1–2 Löffel und ¼ Liter kaltes Wasser kochen und ziehen lassen, schluckweise geben.

Anweisungen:

Diät: Reizlos, fleisch- und salzlos. Keine Mehlspeisen. Zum Beginn am besten fasten. Kühlende Getränke von Zitronen, Orangen, Beeren und Saft der roten rohen Rüben.

Anwendungen: Individuelle Wickel je nach Krankheit. (Siehe diese, wie Angina, Lungenentzündung, Grippe usw.)

Fingergeschwür

Kräuterteemischung:

Ringelblume, Arnikablütenblätter, Johanniskraut. Zu gleichen Teilen gemischt, 100 g.
Gebrauch: 1 Eßlöffel und ¼ Liter kaltes Wasser aufkochen und ziehen lassen, schluckweise tagsüber zu sich nehmen.

Anweisungen:

Diät: Reiz-, salz- und fleischlos.
Anwendungen: Zur Ausheilung Ringelblumensalbe.
Meist chirurgischer Eingriff erforderlich.

Fraisen der Kinder

Kräuterteemischung:

Kindertee: Kamillen, Eibischblätter, Fenchel, gestoßen, Eibisch-wurzeln, Graswurzeln, Süßholzwurzeln. Zu gleichen Teilen ge-mischt, 100 g.
Gebrauch: 1 Eßlöffel mit 1 Tasse siedendem Wasser übergießen und 5 Minuten gekocht. 15 Minuten ziehen lassen, abseihen und je

nach Lebensalter dem Kind wenige Kaffeelöffel bis halbe Milchflasche trinkwarm geben. Zucker oder Süßstoff nach Belieben.

Frostbeulen

Anweisungen:

Anwendungen: Umschläge mit Johanniskrautöl. Abrotanum-, Ringelblumen-, Echinacea-Salbe sind bewährt.

Furunkel

Kräuterteemischung:

Ringelblume, Arnika, Johanniskraut, Salbei, Ehrenpreis. Zu gleichen Teilen gemischt, 100 g.
Gebrauch: 1–2 Eßlöffel auf ¼ Liter Wasser geben, aufkochen und ziehen lassen, tagsüber schluckweise trinken.

Anweisungen:

Diät: Im Entzündungsstadium salz- und fleischlos. Keine alkoholischen Getränke. Viel Rohkost jeder Art.

Anwendungen: Als Umschläge sehr bewährt: Echinacea-Tinktur 1:10 verdünnt. Zur Ausheilung Ringelblumensalbe.

Fußschweiß

Anweisungen:

Anwendungen: Ansteigend heiße Fußbäder mit Haferstroh, Heublumen oder Latschenöl. Gegen Wundsein zwischen den Zehen Ringelblumensalbe. Empfehlenswert sind Abreibungen der Fußsohle mit zehnprozentigem Formalinspiritus aus der Apotheke. Auch kann Formalinlösung zum Fußbadewasser zugesetzt werden.

Gallenblasenentzündung, Gallensteinerkrankung

Kräuterteemischung:

Johanniskraut, Mariendistelsamen, Pfefferminze, Löwenzahnwurzel, Schafgarbe, Bitterklee, Kurkumawurzel. Zu gleichen Teilen gemischt, 100 g.
Gebrauch: 1–2 Eßlöffel mit ¼ Liter kaltem Wasser aufkochen und ziehen lassen, schluckweise tagsüber ohne Zucker zu sich nehmen.

Anweisungen:

Diät: Kein tierisches Fett. Kein Rindfleisch, kein Schweinefleisch, kein Geflügel. Keine Teigspeisen. Keine blähenden Gemüse. Kein Steinobst, keine sauren Beeren. Nichts Gebackenes. Keinen Obstkuchen, Apfelkuchen usw. Keine Eier. Keine Mehlschwitze. Keinen Alkohol, besonders Weißwein. Keine scharfen Gewürze. Speisen von Reis, Grieß, Haferflocken, Gerste. Leichte Mehlspeisen und Teigwaren. Weißes Fleisch, Wurzelgemüse, viel Rettich (gerieben), Sellerie, Petersilie. Olivenöl als Fettstoff.

Anwendungen: Bei Anfall feuchtheiße Kompresse mit Zinnkraut-tee-Absud.
Bei dauernden Anfällen Operation erwägen. Aber nach Operation Diät einhalten, ansonsten Entzündungen und Koliken in den Gallengängen möglich. Tee immer wieder von Zeit zu Zeit gebrauchen.

Gebärmuttererkrankung

Anweisungen:

Frauenärztliche Untersuchung nicht verabsäumen!

Gelbsucht

Kräuterteemischung:

Johanniskraut, Minze, Ehrenpreis, Wermut, Rosmarin, Kamille. Zu gleichen Teilen gemischt, 100 g.
Gebrauch: 1–2 Eßlöffel und ¼ Liter kaltes Wasser aufkochen und ziehen lassen, ohne Zucker tagsüber trinken.

Anweisungen:

Diät: Erste Zeit fleisch-, salz- und gewürzlos. Schleimsuppen, passierte Wurzelgemüse. Kein Brot, keine Semmel. Ungezuckerter Zwieback. Als Getränk: Karlsbader Mühlbrunnen, nur schluckweise.

Anwendung: Feuchtwarme Kompressen mit leichter Salzwassermischung.
Bei Infektionskrankheiten, Lungenentzündung, Krebs ist aufkommende Gelbsucht ein kritisches Vorzeichen für allgemeine Verschlechterung.

Gerstenkorn

Anweisungen:

Anwendungen: Feuchtwarme Kamillensäckchen bis zur Reifung.

Gesichtsschmerz (Trigeminusneuralgie)

Anweisungen:

Anwendungen: Trockenheiße Auflagen, Auflagen mit Farnkrautblättern. Einreibetinktur aus: Arnikatinktur, Gartenrautetinktur, Johanniskrauttinktur, Sumpfporsttinktur, Bilsenkrautöl. Zu gleichen Teilen gemischt auf 100 g. (Vor Gebrauch immer gut schütteln!)

Gicht (Arthritis urica)
(Nicht zu verwechseln mit Gelenkrheumatismus)

Kräuterteemischung:

Wiesengeißbartblüten, Schafgarbenblüten, Brennessel, Guajakholz, Sumpfporst, Gartenraute, Weidenrinde, Birkenblätter, Goldrute, Attichwurzel. Zu gleichen Teilen gemischt, 100 g.
Gebrauch: 1–2 Eßlöffel und ¼ Liter kaltes Wasser 3 Minuten kochen lassen, schluckweise tagsüber ohne Zucker zu sich nehmen.

Anweisungen:

Diät: Fleisch-, salz-, gewürz- und alkoholfrei. Auch wenig weißes Mehl, keine Mehlschwitze. Kein tierisches Fett. Zum Kochen Olivenöl. Viel Rohkost, besonders Beeren, Rettich, Sauerkraut. Täglich vormittags frische Blätter von Petersilie kauen.

Bäder: Ansteigende Kräuterbäder von Schafgarbe, Gartenraute, Wacholderspitzen, Heu- und Kleeblumen mit einem Eßlöffel Steinsalz. Nach dem Bade schwitzen. Badedauer 15 Minuten. Einreibungen mit Einreibetinktur (wie bei Gesichtsschmerz genannt).

Heilbäder: Schallerbach, Baden bei Wien, Wörschach, Neydharting, Trautmannsdorf, Bad Wiessee am Tegernsee, Abano bei Padua, Grado, Gallspach (Zeileis).

Grippe

Kräuterteemischung:

Eukalyptusblätter, Holunderblüten, Weidenrinde. Zu gleichen Teilen gemischt, 100 g.

Gebrauch: 1–2 Eßlöffel und 1/4 Liter kaltes Wasser kochen und ziehen lassen, alle 1/2 Stunden einen Schluck. Möglichst warm.

Anweisungen:

Diät: Zuerst fasten, nur Fruchtsäfte. Dann Schleimsuppen und passiertes Gemüse mit gebähten Semmeln. Zur Kräftigung und Herzstärkung etwas guten Rotwein oder echten Kognak.

Anwendungen: Prießnitz-Wickel über den ganzen Leib, mit nachträglichen Abreibungen mit Arnika-Franzbranntwein. Achtung auf gute Leibesöffnung, eventuell Einlauf geben. Nicht zu früh aufstehen.

Gürtelrose

Anweisungen:

Äußerliche Anwendungen mit Zinkschüttelmixturen wirken nur zusätzlich, ebenso reizlose, salzarme Kost.

Hämorrhoiden

Kräuterteemischung:

Schafgarbe, Mariendistel, Roßkastanienblüten, Johanniskraut, Königskerze, Kamille. Zu gleichen Teilen gemischt, 100 g.
Gebrauch: 1–2 Eßlöffel und ¼ Liter kaltes Wasser kochen und ziehen lassen, schluckweise tagsüber ohne Zucker trinken.
Bei starken Blutungen: Hirtentäschel, Mistel, Schafgarbe, Wiesenknopf. Mischung und Gebrauch wie oben.

Anweisungen:

Diät: Salz-, fleisch- und reizlose Kost. Nichts Blähendes. Wenig Eier. Keinen Alkohol.

Anwendungen: Für regelmäßigen Stuhlgang sorgen, doch keine Abführmittel. Äußerliche Behandlung mit Ringelblumen- oder Hamamelissalbe. Kurze kalte Sitzreibebäder täglich morgens und abends. Im Wasser Oberschenkel, Schritt und Gesäß gut durchmassieren. Badedauer 2–3 Minuten. – Bei Schmerzen: Warmes Sitzbad in Kamillentee- und Haferstrohabsud. Auch warme Umschläge damit.

Herzbräune (Angina pectoris)

Kräuterteemischung:

Herzstärkender Tee, wie bei Herzleiden genannt.

Anweisungen:

Diät: Wie bei Herzleiden genannt.

Anwendungen: Wie bei Herzleiden genannt.

Herzleiden, konstitutionell

a) Aderverkalkung mit Blutdruckerhöhung

Kräuterteemischung:

Löwenzahnwurzel, Enzianwurzel, Meisterwurzel, Queckenwurzel, Salbei, Rosmarin, Sonnentau, Mistel, Gartenraute. Zu gleichen Teilen gemischt, 100 g.

Gebrauch: Einen Eßlöffel Tee und ¼ Liter kaltes Wasser einmal aufkochen lassen, 10 Minuten ziehen lassen, tagsüber schluckweise trinken.

Anweisungen:

Diät: Einfache, salzarme Kost, wenig Fleisch, wenig schwere Mehlspeisen, keine Hülsenfrüchte, wenig Fleischsuppe. Viel geriebenen Rettich, Knoblauch, rohes Sauerkraut, Petersilie und Sellerie. Viel Obst und Gemüse, saure Milch. Achtung vor Alkohol, Tabak und Bohnenkaffee!
Lebensweise: Reichlich Schlaf *vor* Mitternacht. Viel frische Luft auch über Nacht. Reichliche Bewegung, jedoch nicht an der Sonne. Keine Sonnenbäder, keine gebückte Arbeitsweise. Keine Aufregungen.

b) Aderverkalkung mit Herz- und Kreislaufstörungen

Kräuterteemischung:

Weißdornblüten, Lavendelblüten, Gartenraute, Mistel, Labkraut, Rosmarin, Melissenblätter, Goldrute, Wacholderbeeren, Birkenblätter, Tausendgüldenkraut. Zu gleichen Teilen gemischt, 100 g.
Gebrauch: Einen Eßlöffel Tee mit ¼ Liter kaltem Wasser einmal aufkochen lassen, tagsüber schluckweise zu sich nehmen.

Anweisungen:

Wasseranwendungen: Kurze, kalte Abreibungen, kurze kalte Güsse auf Schenkel und Arme. Wassertreten, Taugehen.
Bäder: Kräuterbäder von Arnika, Schafgarbe, Wacholder und Latschenextrakt. Kohlensäurebäder. Vierzellenbad.
Heilbäder: Bad Gastein, Bad Hall in Oberösterreich, Bad Kleinkirchheim in Kärnten, Bad Tölz in Bayern, besonders auch die Kneipp-Kurorte Bad Wörishofen (Bayern) und Schärding am Inn.

Herzleiden, organisch

Kräuterteemischung:

Herzwein: Rosmarin (frische Blüten, Blätter und Zweige) zerkleinert man und setzt 40 g auf einen Liter Weißwein an.

Gebrauch: Man läßt 3 Tage ziehen und nimmt viermal täglich ein Schnapsglas voll.

Kräuterteemischung:

Herzstärkend: Rosmarin, Melisse, Arnikablütenblätter, Gartenraute, Weißdornfrüchte, Malvenblätter, Baldrian. Zu gleichen Teilen gemischt, 100 g.
Gebrauch: 1 Eßlöffel und ¼ Liter kaltes Wasser aufkochen und ziehen lassen, schluckweise tagsüber trinken. Honigzusatz erlaubt.

Anweisungen:

Diät: Salzarm, nichts Blähendes, wenig Kartoffeln, keine frische Hefeteigspeise, keine Hülsenfrüchte. Wenig Flüssigkeit jeder Art, keinen Alkohol, nicht rauchen. Keinen Bohnenkaffee. Leichtes gebratenes Fleisch mit passiertem Gemüse (ohne Mehlschwitze), Reis, leichte Teigwaren und Mehlspeisen, Haferflocken, Grieß, Gerste. Rohkost. Als Getränk am besten frische Buttermilch.

Anwendungen: Ruhe, keine seelischen Erregungen, keine Sonnenbäder. Kneippsche Güsse auf Arme und Schenkel je 1 Minute. Vor Mitternacht schlafen gehen! Keine körperlichen Anstrengungen, doch leichte Spaziergänge (Terrainkuren).

Heuasthma – Heufieber – Heuschnupfen

Kräuterteemischung:

Kornblumen, Ringelblumen, Gamander, Lungenkraut, Schlüsselblumenblüten, Huflattichblüten, Brunnenkresse. Zu gleichen Teilen gemischt, 100 g.
Gebrauch: 1–2 Eßlöffel und ¼ Liter kaltes Wasser aufkochen und ziehen lassen, schluckweise tagsüber zu sich nehmen, bereits im März beginnen.

Anweisungen:

Diät: Schon im März beginnen mit salzarmer Trockenkost. Sehr wenig Flüssigkeit, keinen Alkohol, nicht rauchen. Reichlich Nüsse, Haselnüsse und Mandeln essen. Sehr gut kauen.

Anwendungen: Sonnenbäder oder auch Bestrahlungen mit künstlicher Höhensonne (Hanau) in den Nacken. (Keine Sonnenbäder ins Gesicht.)

Inhalationen: 1 Liter kochendes Wasser, 2–3 Tropfen Eukalyptusöl und zwei Tropfen (nicht mehr!) Jodtinktur dazu, ein Tuch über den Kopf ziehen und die Dämpfe durch die Nase einatmen. Täglich einmal. Ebenfalls frühzeitig beginnen.

Hexenschuß (Lumbago)

Kräuterteemischung:

Arnikablüten, Gartenraute, Schlüsselblumenblüten, Schafgarbe, Birkenblätter, Weidenrinde. Zu gleichen Teilen gemischt, 100 g.
Gebrauch: 1–2 Eßlöffel und ¼ Liter kaltes Wasser aufkochen und ziehen lassen, möglichst warm trinken.

Anweisungen:

Diät: Einige Tage salz- und fleischlos essen.

Anwendungen: Fachkundige Massage. Einreibungen mit Einreibetinktur (wie unter Gesichtsschmerz genannt). Blaulichtbestrahlungen.

Hüftgelenksentzündung

Anweisungen:

Lehmwickel mit Zusatz von Arnika oder Symphytum-Tinktur. Salzlose Diät und Rohkost.

Ischias

Kräuterteemischung:

Sumpfporst, Eukalyptusblätter, Arnikablüten, Johanniskraut, Wiesengeißbart, Schafgarbe. Zu gleichen Teilen gemischt, 100 g.
Gebrauch: 1–2 Eßlöffel und ¼ Liter kaltes Wasser aufkochen und ziehen lassen, schluckweise tagsüber trinken.

Anweisungen:

Diät: Die erste Zeit salz- und fleischlos, keine Fleischsuppe, keinen Alkohol.

Anwendungen: Sehr bewährt ist das Liegen auf frischen Farnkraut-blättern, die täglich erneuert werden. Im Winter auf Säckchen von getrockneten und fein zerkleinerten Farnkrautwurzeln, deren Heil-wirkung wochenlang anhält. Einreibungen mit Kräutertinktur (wie unter Gesichtsschmerz genannt). Temperaturansteigende Kräuter-bäder. Blaulichtbestrahlungen. Konzentrierte Sonnenbäder. – Sehr erfolgreich ist: Zeileis-Behandlung in Gallspach.

Heilbäder: Moorbäder in Neydharting. Solebäder in Bad Aussee, Reichenhall. Schwefeljodbäder in Bad Wiessee am Tegernsee. Schwe-felbäder in Wörschach, Steiermark. Meersandbäder an der Adria.

Kehlkopf-, Rachenkatarrh

Kräuterteemischung:

Sonnentau, Schlüsselblumenblüten, Huflattichblüten, Spitzwegerich, Salbei, Johanniskraut, Holunderblüten. Zu gleichen Teilen gemischt, 100 g.

Gebrauch: 1–2 Eßlöffel und ¼ Liter kaltes Wasser aufkochen und ziehen lassen. Mit Honig schluckweise möglichst warm tagsüber trinken.

Anweisungen:

Diät: Salz- und flüssigkeitsarm. Keine Gewürze, nichts Reizendes. Keine kalten Getränke, kein Speiseeis. Nicht rauchen. Etwas Rot-wein erlaubt.

Anwendungen: Inhalationen mit Jod-Salz-Wasser. Auf 1 Liter ko-chendes Wasser 2–3 Tropfen (nicht mehr!) reine Jodtinktur und 1 Messerspitze Salz, womöglich Meersalz. Ein Tuch über den Kopf ziehen und die aufsteigenden Dämpfe einatmen. Heiße Vollmilch-wickel um den Hals. Gurgeln mit Salbeitee. Immer frische, gute Luft. Atemübungen im Wald. Hand- und Fuß-Wechselbäder (15 Se-kunden kalt, 45 Sekunden heiß. Fünf- bis zehnmal wiederholen.)

Kurorte: Gleichenberg, Reichenhall, Solebäder, Ems, Adria und auch Höhenluft.

Keuchhusten

Kräuterteemischung:

Eukalyptusblätter, Sonnentau, Schlüsselblumenblüten, Holunderblüten, Eisenkraut, Salbei. Zu gleichen Teilen gemischt, 100 g.
Gebrauch: 1–2 Eßlöffel und ¼ Liter kaltes Wasser aufkochen und ziehen lassen, schluckweise tagsüber geben.

Anweisungen:

Diät: Reizlos und flüssigkeitsarm. Nichts Blähendes, nichts Schwerverdauliches. Nicht rauchen. Etwas Rotwein gestattet.

Anwendungen: Heiße Vollmilchwickel um die Brust. Täglich 1–2 Stunden. Einreibungen mit Eukalyptusöl. Wasserschalen mit ein paar Tropfen Eukalyptusöl im Zimmer aufstellen. Ansonsten viel frische Luft. Wenn möglich Luftveränderung je nach Höhenlage bis über 200 Meter. – Im übrigen Geduld: Keuchhusten dauert 100 Tage! – Nachher: Lungen- und Bronchienkräftigung. Atemübungen, Sonnenbäder, kalte Abreibungen.

Kinderlähmung

Anweisungen:

Ärztliche Behandlung.

Kniegelenksentzündung

Anweisungen:

Diät: Wie bei rheumatischen Erkrankungen.

Anwendungen: Lehmwickel, Wickel mit Haferstrohabsud, Heu- oder Kleeblumen.

Knochenentzündung

Kräuterteemischung:

Teemischung aus: Ringelblumen, Arnikablüten, Johanniskraut und Wallwurz. Zu gleichen Teilen gemischt, 100 g.

Gebrauch: Der Absud davon kann innerlich oder zu Umschlägen gebraucht werden.

Knochentuberkulose

Anweisungen:

Anwendungen: Wickel mit Absud von Zinnkraut, Eisenkraut, Wallwurz und jungen Latschenspitzen.
Höhenklima oder Meer.

Kopfschmerzen

Kräuterteemischung:

Nach Krankheitsursache. Nervenkopfschmerz: Johanniskraut, Salbei, Mistel, Melisse, Baldrian. – Infolge Blutentmischung: Tormentill, Wiesenknopf, Johanniskraut, Arnika, Schafgarbe, Königskerze, Guajakholz, Wacholderbeeren, Mistel, Attichwurzel, Ringelblume, Sennesblätter. Für beide: Zu gleichen Teilen gemischt, 100 g.
Gebrauch: Wie üblich.

Anweisungen:

Diät: Salzarm und reizlos. Nichts Blähendes, nicht viel Fleisch und kein weißes Mehl. Viel Rohkost und Früchte. Saure und Buttermilch. Nicht rauchen, keinen Alkohol.

Anwendungen: Viel frische Luft. Wiederholt täglich Atemübungen machen. Kneippsche Güsse auf Arme und Beine. Auch Wechselbäder für Hände und Füße.

Krampfadern, Venenentzündungen

Kräuterteemischung:

Ringelblume, Mistel, Arnikablüten, Königskerzenblüte, Aloe, Schafgarbe, Johanniskraut. Zu gleichen Teilen gemischt, 100 g.
Gebrauch: 1–2 Eßlöffel und ¼ Liter kaltes Wasser aufkochen und ziehen lassen, schluckweise trinken.

Anweisungen:

Diät: Salzarm, reizlos, eiweißarm. Wenig Fleisch, nicht viel weißes Mehl. Keine schweren Mehlspeisen, keine Konditorwaren, wenig Zucker.

Anwendungen: Einreiben der Beine mit einer Mischung: Hamamelistinktur 80 g, Johanniskrautöl 20 g. Täglich morgens und abends Beine richtig bandagieren. Bäder der Beine in Kräuterabsud von Arnika, Johanniskraut und Schafgarbe. Oder Wickel mit diesem Absud. Zeitweilige Blutegelbehandlung sehr wirksam. Ganz kurze Kneippsche Güsse mit gutem Trockenreiben. Barfußlaufen im taunassen Gras.
Keine Überanstrengungen und Achtung vor Verletzungen. – Bei Venenentzündung absolute Ruhe und Liegen. Beine hoch lagern.

Kreuzschmerzen

Kräuterteemischung:

Johanniskraut, Schafgarbe, Gartenraute, Eisenkraut, Königskerze, Arnikablüten, Beinwurzwurzel. Zu gleichen Teilen gemischt, 100 g.
Gebrauch: 1–2 Eßlöffel und ¼ Liter kaltes Wasser aufkochen und ziehen lassen, schluckweise tagsüber trinken.

Anweisungen:

Diät: Salzarm und reizlos.

Anwendungen: Einreibungen mit Kräutertinktur (wie unter Gesichtsschmerz genannt). Heiße ansteigende Sitzbäder mit Kamillen-, Haferstroh-, Eichenrinden- oder Latschenabsud.

Kropf
(Einfacher Kropf [Struma], nicht Schilddrüsenfunktionsstörung)

Kräuterteemischung:

Brunnenkresse, Erdrauch, Braunwurz, Labkraut, Blasentang, Ringelblumenblüte, Hauswurz. Zu gleichen Teilen gemischt, 100 g.
Gebrauch: 1 Eßlöffel und ¼ Liter kaltes Wasser aufkochen und ziehen lassen, schluckweise tagsüber trinken.

Anweisungen:

Diät: Salzarme, trockene Kost. Daher wenig Flüssigkeit jeder Art.

Anwendungen: Am Abend den Hals leicht einreiben mit einer Conium-Salbe. Bewährt auch Umschläge mit Eichenrindentee oder Hauswurzblättern. Bei vernachlässigtem und hartem Kropf muß Operation erwogen werden. – Längerer Aufenthalt am Meer kann sehr hilfreich sein.

Leberleiden

Kräuterteemischung:

Johanniskraut, Mariendistel, Pfefferminze, Löwenzahnwurzel, Bitterklee, Salbei, Wermut, Schafgarbe. Zu gleichen Teilen gemischt, 100 g.

Gebrauch: 1–2 Eßlöffel und ¼ Liter kaltes Wasser kochen und ziehen lassen, schluckweise ohne Zucker tagsüber zu sich nehmen.

Anweisungen:

Diät: Salzarm, kein tierisches Fett (also Schweine-, Rinds-, Gänsefett usw.). Kein Schweine- und Rindfleisch. Keine Hülsenfrüchte. Keine Hefeteigspeisen. Keine süße Milch, keine Eier. Keinen Alkohol, nicht rauchen! Erlaubt: Speisen von Reis, Grieß, Haferflocken, Gerste. Gemüse passiert ohne Mehlschwitze. Leichte Mehlspeisen. Wenig junge Kartoffeln. Wenig weißes Fleisch, aber nicht gebacken. Apfelmus oder geriebene Äpfel. Rettiche, Sellerie, Petersilie. Als Fettstoff nur Olivenöl!

Anwendungen: Täglich eine feuchtwarme Kompresse auf die Lebergegend.
Dauernde ärztliche Kontrolle!
Heilbäder: Rohitsch-Sauerbrunn, Mergentheim, Vichy (Frankreich), Karlsbad, Bad Aussee in der Steiermark.

Lungenblutung

Kräuterteemischung:

Schafgarbe, Zinnkraut, Hirtentäschel und Mistel. Zu gleichen Teilen gemischt, 100 g.

Gebrauch: 1–2 Eßlöffel und ¹/₄ Liter kaltes Wasser aufkochen, ziehen lassen. Nach dem vollständigen Erkalten schluckweise trinken.

Anweisungen:

Anwendungen: Ein Glas mit kaltem Wasser, in dem ein Eßlöffel Kochsalz aufgelöst wurde, rasch austrinken.
Arzt verständigen. Bettruhe, frische Luft, nur kalte Getränke und Speisen.

Lungenentzündung

Kräuterteemischung:

Lungenkraut, Schlüsselblumenblüten, Huflattichblüten, Sonnentau, Schachtelhalm, Holunderblüten, Isländisches Moos. Zu gleichen Teilen gemischt, 100 g.
Gebrauch: 1–2 Eßlöffel und ¼ Liter kaltes Wasser aufkochen und ziehen lassen, schluckweise tagsüber möglichst warm nehmen.

Anweisungen:

Diät: Die erste Zeit fleisch-, salz-, reizlos. Am besten leichtverdauliche Schleimsuppen, Fruchtsäfte, Apfelmus, Zwieback. Saft von roten rohen Rüben. Anschließend passierte Gemüse. Zur Herzstärkung löffelweise Rotwein.

Anwendungen: Wickel auf Brust und Rücken am besten mit frischem Topfen. Ansonsten Prießnitz-Wickel. Krankenzimmer gut lüften. Bei günstigem Wetter den Kranken ins Freie legen. Kein Sonnenbad, auch späterhin nicht.
Arzt verständigen. – Anschließend Vorsicht vor Erkältungen.

Magenblutung

Anweisungen:

Arzt verständigen. Bettruhe, kein Essen, kaltfeuchte Umschläge auf den Magen.

Magenerweiterung und -senkung

Kräuterteemischung:

Wermut, Tausendgüldenkraut, Minze, Kamille, Kalmus, Johanniskraut, Angelika, Enzianwurzel. Zu gleichen Teilen gemischt, 100 g.
Gebrauch: 1–2 Eßlöffel und ¼ Liter kaltes Wasser aufkochen und ziehen lassen, vor jeder Hauptmahlzeit ohne Zucker trinken.

Magengeschwür

Kräuterteemischung:

Leinsamen, Kamille, Salbei, Tormentillwurzel, Ringelblume. Zu gleichen Teilen gemischt, 100 g.
Gebrauch: 1–2 Eßlöffel und ¼ Liter kaltes Wasser aufkochen und ziehen lassen, schluckweise tagsüber ohne Zucker zu sich nehmen.

Anweisungen:

Diät: Salzarm und reizlos. Keine Hefeteigspeisen, kein weißes Mehl, keine Mehlschwitze, keine Hülsenfrüchte, keinen Salat, kein Steinobst, keine sauren Beeren, kein Rind- und Schweinefleisch, kein gebratenes Fleisch, kein tierisches Fett. Speisen von Haferflocken, Reis, Grieß, Gerste, Hirse. Passierte Wurzelgemüse. Junge Kartoffeln. Saure Milch, Joghurt. Sauren Rahm löffelweise tagsüber (sehr heilsam!). Gekochtes feingewiegtes weißes Fleisch. Gebähte Semmeln. Etwas frische Butter.

Anwendungen: Heißfeuchte Wickel am besten mit Kamillensäckchen. (Bei Magenblutungen keine heißen Wickel.)

Magenkatarrh

Kräuterteemischung:

Tausendgüldenkraut, Schafgarbe, Johanniskraut, Minze, Kamille, Wermut, Enzianwurzel, Wacholderbeeren, Salbei, Kalmus. Zu gleichen Teilen gemischt, 100 g.
Gebrauch: 1–2 Eßlöffel und ¼ Liter kaltes Wasser aufkochen und ziehen lassen, schluckweise tagsüber ohne Zucker zu sich nehmen.
Kauen von: Kalmuswurzel, Condurangorinde, Wacholderbeeren, Galgantwurzel, Eibischwurzel, Enzianwurzel.

Anweisungen:

Diät: Salzarm und mild. Kein tierisches Fett, kein fettes Fleisch, wenig Mehl, keine Hülsenfrüchte, keine alten Kartoffeln, keine Eier, keine süße Milch, kein frisches, weißes Gebäck, nichts Blähendes, nichts Aufgewärmtes, keine Konserven, nicht rauchen, keinen Alkohol. Speisen von Reis, Grieß, Haferflocken, Gerste, Hirse. Wurzelgemüse und passierte Gemüse. Kartoffelbrei, Bratkartoffeln. Saure Milch, Joghurt, sauren Rahm. Wenig Butter. Zartes weißes Fleisch gedünstet, gekocht, gebraten. Rohes Sauerkraut fein gewiegt, rohen feingeriebenen Rettich. Schwarzbeeren. Fettstoff Öl.

Migräne

Kräuterteemischung:

Johanniskraut, Hopfenblüten, Lavendelblüten, Melisse, Baldrian, Nelkenwurz, Angelikawurzel, Kamille, Pomeranzenblüten, Basilienkraut. Zu gleichen Teilen gemischt, 100 g.
Gebrauch: 1–2 Eßlöffel und ¼ Liter kaltes Wasser kochen und ziehen lassen, schluckweise tagsüber trinken, auch in anfallfreier Zeit.

Anweisungen:

Diät: Salzarm und reizlos. Leichte Kost. Nichts Blähendes. Nichts Fettes. Nicht viel Fleisch, nicht viel Eier. Auch wenig süße Milch. Erfrischende Fruchtsäfte, viel Rohkost.

Anwendungen: Vorsicht mit Sonnenbädern, heißen Bädern, Überanstrengungen, seelischen Erregungen. Viel frische Luft, tägliche Atemübungen, erfrischende Wasserabreibungen, Güsse auf Arme und Schenkel. Regelmäßiger Stuhlgang unbedingt erforderlich! Übliche Kopfwehpulver vermeiden.

Milchschorf der Kinder

Anweisungen:

Diät: Streng vegetarisch, wenig Milch und keine Eier, zeitweise kein Salz.

Anwendungen: Äußerlich reines Olivenöl.

Mittelohrentzündung

Anweisungen:
Arzt aufsuchen.

Muskelkrämpfe (Schreib-, Wadenkrampf)

Anweisungen:
Anwendungen: Einreibetinktur (wie unter Gesichtsschmerz genannt).

Nasenbluten

Anweisungen:
Anwendungen: Kalte Kompressen auf den Nacken.

Nasenpolypen

Anweisungen:
Oft Operation nötig.

Nebenhöhlen- und Stirnhöhlenkatarrh

Kräuterteemischung:
Ringelblume, Holunderblüten, Salbei, Schlüsselblumenblüte, Sonnentau, Blasentang, Brunnenkresse, Schafgarbe, Goldrute. Zu gleichen Teilen gemischt, 100 g.
Gebrauch: 1–2 Eßlöffel und ¼ Liter kaltes Wasser kochen und ziehen lassen, schluckweise möglichst warm tagsüber zu sich nehmen.

Anweisungen:
Diät: Salzarme und reizlose, möglichst trockene Kost. Keinen Alkohol, nicht rauchen.

Anwendungen: Täglich ein- bis zweimal folgende Inhalationen:

Auf 1 Liter kochendes Wasser 2–3 Tropfen reine Jodtinktur und eine Messerspitze Salz (möglichst Meersalz). Aufsteigende Dämpfe 5–7 Minuten einatmen. Bei Ausfluß und Reaktion weitermachen! Außerdem ableitende Wechselbäder für Arme und Füße: 15 Sekunden kalt, 45 Sekunden heiß. Fünf- bis zehnmal wiederholen. – Luftveränderung ans Meer sehr heilsam!

Nervenschmerz (Neuralgie)

Anweisungen:

Anwendungen: Einreibetinktur (wie unter Gesichtsschmerz genannt). Blutegel. Keinen Alkohol.
Heilbäder: Gastein, Bad Hall, Abano, Pistyan.

Nervenschwäche (Neurasthenie)

Kräuterteemischung:

Hopfenblüten, Baldrian, Johanniskraut, Malvenblüten, Lavendelblüten, Rosmarin, Pomeranzenblüten, Melisse, Ehrenpreis, Schlehdornblüten. Zu gleichen Teilen gemischt, 100 g.
Gebrauch: 1–2 Eßlöffel und ¼ Liter kaltes Wasser kochen und ziehen lassen, schluckweise tagsüber, eventuell mit Honig. – Mit obiger Kräutermischung ein- bis zweimal wöchentlich unter Zusatz von Latschenextrakt ein lauwarmes Bad.

Anweisungen:

Diät: Milde, salzarme und eiweißarme Kost. Viel Rohkost, Fruchtsäfte, Beeren, Obst!
Seelendiät: Nervenschwäche ist ein Allerweltsübel! Kann nur durch richtige – praktische und ideelle – Einstellung zum Leben als Ganzem überwunden werden.

Anwendungen: Viel frische ozonreiche Luft. Täglich wiederholt Atemübungen machen. Frischwasser-Abreibungen des ganzen Körpers. Arm- und Schenkelgüsse. Gehen im taunassen Gras (barfuß). Mit Nikotin, Alkohol, Koffein und Tee Vorsicht!

Nesselausschlag

Kräuterteemischung:

Brennessel, Salbei, Käsepappel, Gartenraute, Weidenrinde. Zu gleichen Teilen gemischt, 100 g.
Gebrauch: 1 Eßlöffel voll und ¼ Liter kaltes Wasser kochen und ziehen lassen, schluckweise zu sich nehmen.

Anweisungen:

Diät: Auf die Dauer des Ausschlages kein Salz, kein Fleisch, keine Eier, keine Milch. – Ursache und Speise, die den Nesselausschlag verursachten, feststellen und dann vermeiden. Speisen, die gerne Nesselausschlag verursachen, sind: Fische, Krebse, verschiedene Beeren, besonders Erdbeeren, und auch verschiedene Arzneien.

Anwendungen: Haut mit leichter Salzwasserlösung (1 Kaffeelöffel auf 1 Liter Wasser) abreiben. Auch lauwarme Bäder in Käsepappeltee sind bewährt.

Nierenbeckenkatarrh und -entzündung
Nierengrieß und Nierensteine

Kräuterteemischung:

Goldrute, Krappwurzel, Hagebutten, Birkenblätter, Wacholderbeeren, Sarsaparillawurzel, Petersiliensamen, Ehrenpreis. Zu gleichen Teilen gemischt, 100 g.
Gebrauch: 1 Eßlöffel und ¼ Liter kaltes Wasser einige Minuten kochen und dann ziehen lassen, schluckweise tagsüber trinken ohne Zucker.

Anweisungen:

Diät: In der Anfallszeit strenge fleisch-, salz- und reizlose Kost. Keine Eier, wenig süße Milch, keinen Käse. Von Gemüsen keinen Spinat, Salat, keine Tomaten. Wenig Zucker. Am besten Schleimsuppen, passierte Gemüse, Kartoffelbrei. Dauernd größte Vorsicht mit der Diät. Keinen Alkohol, keinen Bohnenkaffee.

Anwendungen: Ansteigend warme Sitzbäder von Haferstroh, Kamille und Zinnkraut. Trockenheiße Kompresse, am besten mit heißem Sand.
Bestes Heilbad: Bad Adelholzen bei Traunstein in Oberbayern.

Nierenentzündung

Kräuterteemischung:

Goldrute, Petersiliensamen, Hagebutten, Birkenblätter, Ehrenpreis, Rosmarin. Zu gleichen Teilen gemischt, 100 g.
Gebrauch: 1 Eßlöffel und ¼ Liter kaltes Wasser kochen und ziehen lassen, schluckweise tagsüber ohne Zucker zu sich nehmen.

Anweisungen:

Diät: Absolut salz-, fleisch,- und reizlos. Milchkost, Schleimsuppen, passierte Gemüse, wenig junge Kartoffeln, Speisen von Reis, Grieß, Haferflocken, Gerste, Hirse. Leichte Mehlspeisen. Viel Rohkost und Rohsäfte. Achtung mit Petersilie, Sellerie, Spargel und Wacholder. Keinen Alkohol, keinen Bohnenkaffee.

Anwendungen: Ruhe, liegen, warm halten! Stuhl- und Harnkontrolle.
Strenge ärztliche Kontrolle.

Nierenwassersucht

Kräuterteemischung:

Tee aus folgenden Heilpflanzen, jedoch nur beim chronischen Zustand: Zinnkraut, Attichwurzeln, Birkenblättern, Wacholderbeeren, Bohnenschalen, Petersilienwurzeln, Rhabarber- und Hopfenblüten. Zu gleichen Teilen gemischt, 120 g.
Gebrauch: 1 Eßlöffel und ¼ Liter kaltes Wasser kochen und ziehen lassen, schluckweise tagsüber ohne Zucker trinken.

Rheumatismus I. Akuter Gelenksrheumatismus

Kräuterteemischung:

Sumpfporst, Arnikablüten, Wiesengeißbart, Guajakholz, Attichwurzel, Weidenrinde. Zu gleichen Teilen gemischt, 100 g.
Gebrauch: 1–2 Eßlöffel und ¼ Liter kaltes Wasser etwas kochen und ziehen lassen, schluckweise tagsüber ohne Zucker trinken.

Diät: Salz- und fleischlos. Reizlose Diät lange einhalten!
Strenge Kontrolle des Herzens! Bäder und Bestrahlungen nur bei
ganz gesundem Herzen. – Nicht vorzeitig aufstehen, größte Vorsicht gegen Erkältungen und Anstrengungen.

Rheumatismus II. Chronischer Gelenksrheumatismus

Kräuterteemischung:

Arnikablüten, Sumpfporst, Goldrute, Schafgarbe, Wiesengeißbart,
Weidenrinde, Birkenblätter, Guajakholz, Wacholderbeeren, gestoßen, Gartenraute. Zu gleichen Teilen gemischt, 100 g.
Gebrauch: 1–2 Eßlöffel und ¼ Liter kaltes Wasser kochen und ziehen lassen, schluckweise ohne Zucker tagsüber zu sich nehmen.

Anweisungen:

Diät: Wie Muskelrheuma.
Anwendungen: Bei gesundem Herzen ein- bis zweimal wöchentlich
ein Überwärmungsvollbad mit nachträglichem Schwitzen mit der
genannten Kräutermischung unter Zusatz von Latschenbadeextrakt
und Steinsalz. Badedauer 15 bis 20 Minuten, Temperatur ansteigend bis 40 Grad C. Auch Bäder mit Neydhartinger Moorschwebstoff oder -Moorpackungen (in Apotheken und Drogerien erhältlich).
Heilbäder: Neydharting, Schallerbach, Baden, Gastein, Abano bei
Padua, Grado, Wiessee am Tegernsee, Zeileisbehandlung in Gallspach.

Schilddrüsenerkrankungen I. Überfunktion

Kräuterteemischung:

Ringelblumen, Johanniskraut, Eichenrinde-Pulver, Lärchenschwamm-Pulver, Ehrenpreis, Isländisches Moos, Rosmarin, Schlehdornblüten, Hopfenblüten, Melisse. Zu gleichen Teilen gemischt,
100 g.
Gebrauch: 1 Eßlöffel und ¼ Liter kaltes Wasser aufkochen und ziehen lassen, schluckweise tagsüber trinken.

Anweisungen:

Diät: Salz- und fleischarm. Wenig Eier. Wenig Gewürze. Keinen Alkohol, keinen Bohnenkaffee. Vitaminreiche, nährsalz- und kohlehydratreiche Kost. Zuckerhaltige Speisen, Schokolade. Viel Obst und Rohkost.

Anwendungen: Reichlich Schlaf! Viel frische Luft. Atemübungen. Keine schweren körperlichen Arbeiten. Seelische und geistige Ruhe! – Keine heißen Bäder! Keine Sonnenbäder! Keine jodhaltigen Arzneien! Kein jodiertes Salz! Herzkontrolle!

Schilddrüsenerkrankungen II. Unterfunktion

Kräuterteemischung:

Brunnenkresse, Braunwurz, Blasentang, Erdrauch, Storchschnabel, Rosmarin, Schlehdornblüten. Zu gleichen Teilen gemischt, 100 g.
Gebrauch: 1 Eßlöffel und ¼ Liter kaltes Wasser aufkochen und ziehen lassen, schluckweise tagsüber trinken.

Anweisungen:

Diät: Salz- und fleischarm, reizlos. Leicht verdauliche Kost mit viel Rohkost und Gemüse. Südfrüchte. Wenig Flüssigkeit!
Anwendungen: Reichlich leichte Tätigkeit und Bewegung. Bei gesundem Herzen Kräuterbäder mit Heublumen, Schafgarbe, Latschenbadeextrakt und Steinsalz, ein- bis zweimal in der Woche je 15 bis 20 Minuten mit leicht ansteigender Temperatur.
Heilbäder: Bad Tölz in Oberbayern oder Aufenthalt am Meer.

Schlaflosigkeit

Kräuterteemischung:

Hopfenblüten, Johanniskraut, Pomeranzenblüten, Lavendelblüten, Schlehdornblüten. Zu gleichen Teilen gemischt, 100 g.
Gebrauch: 1 Eßlöffel voll mit ⅛ Liter kochendem Wasser 10 Minuten ziehen lassen. Mit Honig am Abend zu sich nehmen.

Anweisungen:

Diät: Wie bei Nervenschwäche.

Anwendungen: Am Abend kurze kalte Abreibungen mit frischem Wasser. Oder: Feuchtkalte Socken anziehen und damit niederlegen. Vor Mitternacht schlafen gehen. Nichts Schwerverdauliches am Abend essen. Vor dem Schlafengehen einen kurzen Spaziergang und fleißig Atemübungen machen. Schlafzimmer gut lüften, auch über Nacht Fenster offenhalten. – Keine narkotischen Schlafmittel nehmen.

Schnupfen

Kräuterteemischung:

Holunderblüten, Schlüsselblumenblüten, Huflattichblüten, Brunnenkresse, Schafgarbe. Zu gleichen Teilen gemischt, 100 g.
Gebrauch: 1–2 Eßlöffel voll und 1/4 Liter kaltes Wasser kochen und ziehen lassen, tagsüber schluckweise mit Honig möglichst warm trinken.

Anweisungen:

Diät: Salzarme Trockenkost.

Anwendungen: Sonnenbestrahlungen oder heiße Wasserberieselungen auf den Nacken. Keine Bestrahlungen des Gesichtes! Inhalationen mit 1 Liter kochendem Wasser und dazu 2 bis 3 Tropfen reine Jodtinktur und 1 kleine Messerspitze Salz, möglichst Meersalz. Zweimal am Tag in der Dauer von 5–7 Minuten.

Schuppenflechte

Anweisungen:

Sonnen- und Höhensonnenbestrahlungen sowie Meerbäder wirken ausgezeichnet.

Schwindel

Kräuterteemischung:

Mistel, Johanniskraut, Arnika, Rosmarin, Weißdornblüten. Zu gleichen Teilen gemischt, 100 g.

Gebrauch: 1 Eßlöffel voll und ¼ Liter kaltes Wasser aufkochen und ziehen lassen, schluckweise tagsüber trinken.

Anweisungen:

Diät: Leichte, salzarme Kost.

Anwendungen: Wechselbäder für Hände und Füße. 15 Sekunden kaltes Wasser, 45 Sekunden heißes Wasser, fünf- bis zehnmal wiederholen.

Skrofulose

Kräuterteemischung:

Ringelblume, Brunnenkresse, Krappwurzel, Johanniskraut, Schachtelhalm, Eisenkraut, Wacholderspitzen, Salbei. Zu gleichen Teilen gemischt, 100 g.
Gebrauch: 1 Eßlöffel voll mit ¼ Liter Wasser aufkochen und ziehen lassen, schluckweise tagsüber mit Honig.

Anweisungen:

Diät: Salz- und fleischarm. Wenig Eier, keine Hülsenfrüchte, nichts Schwerverdauliches. Viel Rohkost jeder Art, passierte Gemüse, Haferflocken, Reis, Grieß, Gerste, Hirse, Polenta. Milch und saure Milch. Fruchtsäfte.

Anwendungen: Ein- bis zweimal wöchentlich warme Bäder in Latschenbadeextrakt und Steinsalzzusatz. Systematische, aber vorsichtige Abhärtung gegen Erkältungen. Abreibungen mit frischem Wasser. Dosierte Sonnenbäder. Künstliche Höhensonne.
Lungenkontrolle!
Heilbad: Vor allem Grado an der Adria. Auch Höhenluft.

Unterschenkelgeschwür

Kräuterteemischung:

Ringelblumen, Johanniskraut, Arnikablüten, Klettenwurzel, Attichwurzel, Löwenzahnwurzel, Wacholderholz. Zu gleichen Teilen gemischt, 100 g.
Gebrauch: 1 Eßlöffel voll und ⅛ Liter kaltes Wasser aufkochen und ziehen lassen, schluckweise tagsüber trinken ohne Zucker.

Anweisungen:

Diät: Salz-, fleisch- und eiweißarm. Wenig weißes Mehl, keine Hülsenfrüchte, keinen Essig, keinen Alkohol.

Anwendungen: Beinbäder in Kräutermischung von Zinnkraut, Käsepappel, Eichenrinde und Kamille. Salbenbehandlung je nach Verträglichkeit mit Hamamelissalbe, Echinaceasalbe, Ringelblumensalbe. Tag und Nacht das Bein mit elastischer Binde gut bandagieren. Im Bett das Bein hoch lagern.
Keine schweren Arbeiten!

Verbrennungen

Anweisungen:

Anwendungen: Calendulasalbe, Hametumsalbe oder Echinaceasalbe (diese letztere kann die Apotheke herstellen!).

Verdauungsschwäche, Stuhlverstopfung

Kräuterteemischung:

Angelikawurzel, Enzianwurzel, Kalmus, Tausendgüldenkraut, Schafgarbe, Kondurangorinde, Kardobenediktenkraut, Salbei, Pfefferminze, Wermut. Zu gleichen Teilen gemischt, 100 g.
Gebrauch: 1–2 Eßlöffel voll und ¼ Liter kaltes Wasser aufkochen und ziehen lassen, schluckweise tagsüber ohne Zucker zu sich nehmen.

Anweisungen:

Diät: Salz-, fett- und eiweißarm. Viel Rohkost jeder Art, passierte Gemüse, junge Kartoffeln, ansonsten Speisen von Reis, Grieß, Haferflocken, Gerste. Dagegen wenig weißes Mehl. Nur mageres weißes Fleisch.

Anwendungen: Reichlich Bewegung, Gymnastik, sachgemäße Massage. Oft Atemübungen. Sehr wichtig: Feuchtwarme Wickel am Abend mit Salzwasser oder Kamillentee. Kurze kalte Sitzreibebäder. Kneippsche Güsse auf Arme und Schenkel.

Warzen

Anweisungen:

Anwendungen: Thujatinktur

Wassersucht

Kräuterteemischung:

Bewährte Teemischung: Wacholderspitzen, Rosmarin, Zinnkraut, Attichwurzel, Petersiliensamen. Zu gleichen Teilen gemischt, 100 g. *Gebrauch:* 1–2 Eßlöffel der Mischung werden mit ¼ Liter Wasser aufgekocht und der Tee noch warm getrunken.

Wurmkrankheit

Anweisungen: Bei Bandwurm: Krankenhausbehandlung. – Volksmittel: Geschälte Kürbiskerne.

Zahnfleischentzündung

Anweisungen:

Anwendungen: Einreiben des Zahnfleisches mit Bohnenkaffeekohle (1 Teil pulverisierte Kaffeekohle, 2 Teile Staubzucker). Gut verrühren. Dreimal täglich mit weicher Zahnbürste die Kohle ins Zahnfleisch einreiben und anschließend mit Arnikawasser (1 Löffel Arnikatinktur auf ⅛ Liter Wasser) den Mund ausspülen. Kaffeekohle wird durch vollkommenes Verkohlen von Bohnenkaffee gewonnen und ist in der Apotheke unter den Namen »Carbo Coffeae Madaus« oder »Eutostin Schwabe« zu haben. Immer nur ein absolut trockenes Zahnbürstchen verwenden.

Zuckerkrankheit

Kräuterteemischung:

Geißrautenkraut, Geißrautensamen, Heidelbeerblätter, Birkenblätter, Bockshornkleesamen, Mariendistelsamen 10 g, Bohnenschalen 30 g, Brennesselblätter 5 g, Löwenzahn 15 g, Teemischung von 110 g.

Gebrauch: 1–2 Eßlöffel mit ¼ Liter siedendem Wasser übergießen, kurz aufkochen, 10 Minuten ziehen lassen und abseihen. Zweimal täglich 1 Tasse warm trinken.

Anweisungen:

Ständige Harnuntersuchung auf Zucker notwendig: im Laboratorium des Arztes oder mittels Teststreifens aus der Apotheke. Einhaltung der Diätanweisungen, diese sind im Buchhandel, in Apotheken, Drogerien oder Reformgeschäften erhältlich.

Heilbäder: Karlsbad, Rohitsch-Sauerbrunn und Vichy in Frankreich.

Register

Die wichtigsten Heilkräuter

Die häufigsten Krankheiten

Goldmann MEDIZIN

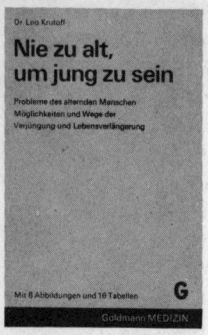

Nie zu alt, um jung zu sein. Mit 8 Abbildungen und 16 Tabellen. Von Dr. Leo Krutoff. (9026)

Die Zahl alter Menschen war nie so groß wie heute. Das bedeutet, daß der neuen Wissenschaft vom alternden Menschen (Gerontologie) und der Lehre von der Behandlung des alten Menschen (Geriatrie) große Aufgaben zuwachsen. Der Verfasser beschreibt die geistigen, seelischen und körperlichen Erscheinungen und gibt vorsorgende Ratschläge.

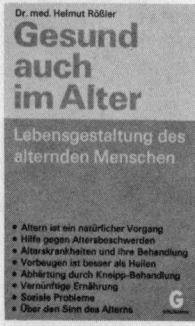

Gesund auch im Alter. Lebensgestaltung des alternden Menschen. Mit 22 Abbildungen. Von Dr. Helmut Rößler. (2411)

Der Verfasser beschreibt die für das Altern charakteristischen Beschwerden und Krankheiten sowie diejenigen Erkrankungen, die zwar in jedem Alter auftreten können, aber bei alten Menschen Besonderheiten aufweisen, und bespricht deren Behandlung. Ausführlich wird auch auf die Vorbeugung durch eine natürliche und gesunde Lebensweise eingegangen.

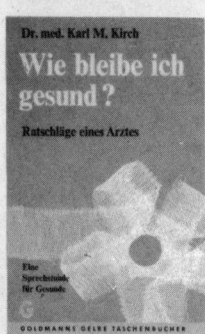

Wie bleibe ich gesund? Ratschläge eines Arztes. Eine Sprechstunde für Gesunde. Von Dr. Karl Kirch. (2333)

In mehreren »Sprechstunden für Gesunde« erteilt ein erfahrener Arzt Ratschläge zur vernünftigen Lebensführung. Nach dem Prinzip »Vorbeugen ist besser als Heilen« gibt er praktische Hinweise über gutes Essen, Rauchen, Trinken, Sport und Reisen, Schlankheitskuren, Schlaf und Körperpflege, Abhärtung, Jugend und Alter und vieles mehr.

WILHELM GOLDMANN VERLAG MÜNCHEN

Goldmann MEDIZIN

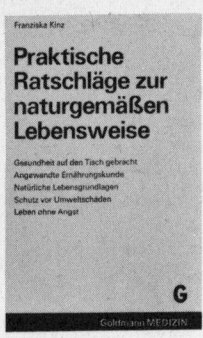

Praktische Ratschläge zur naturgemäßen Lebensweise. Mit über 270 Rezepten. Von Franziska Kinz. (9032)

Erfolg und hohe Darstellungskunst der Staatsschauspielerin und profilierten Darstellerin vieler großer Rollen wurden entscheidend bestimmt durch stärkste innere Hingabe, strenge Selbstdisziplin und ständige Übung zur Erhaltung der physischen Belastbarkeit.

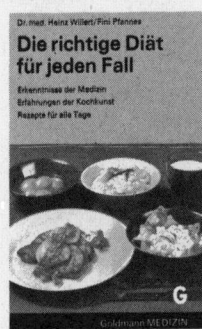

Die richtige Diät für jeden Fall. Erkenntnisse der Medizin, Erfahrungen der Kochkunst, 186 Rezepte für alle Tage. Von Dr. Heinz Willert und Fini Pfannes. (9031)

Ein Arzt und Ernährungswissenschaftler hat mit einer international anerkannten Kochexpertin dieses Buch geschrieben, davon ausgehend, daß den Patienten mit Verboten allein nicht geholfen ist, daß vielmehr der Freude am erlaubten Genuß ein entscheidender Anteil an ihrer Genesung zukommt.

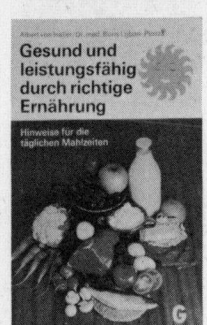

Gesund und leistungsfähig durch richtige Ernährung. Von Albert von Haller und Prof. Dr. Boris Luban-Plozza. 28. Tsd. (2453)

Diese Hinweise für die täglichen Mahlzeiten sollte jede Hausfrau befolgen: Sie handeln von den häufigsten Ernährungsfehlern, der Kunst, richtig zu kochen, der Aufbewahrung von Nahrungsmitteln und enthalten wertvolle Tips für den täglichen Speisezettel sowie den Wochenplan für die Küche.

WILHELM GOLDMANN VERLAG MÜNCHEN

Goldmann MEDIZIN

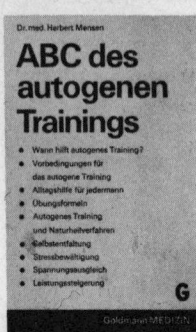

ABC des autogenen Trainings. Von Dr. Herbert Mensen. (9049)

Die seit 50 Jahren bewährte »konzentrative Selbstentspannung« des autogenen Trainings ist in Deutschland die am meisten verwendete Methode der Psychotherapie. Das Buch stellt ein aufschlußreiches, spannendes Kompendium dar, das zu jedermanns Nutzen exaktes Wissen mit leichter Verständlichkeit paart.

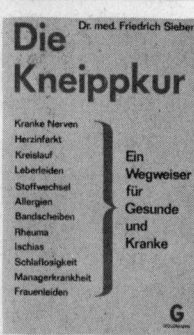

Die Kneippkur. Von Dr. Friedrich Sieber. Mit einer Einleitung von Rudolf Landgraf, Boppard. 28. Tsd. (2386)

Bäder, Güsse, Wickel, Gymnastik, richtige Ernährung, vernünftige Bekleidung und klug eingesetzte Ruhe und Bewegung – das sind nur einige der bewährten natürlichen Methoden Sebastian Kneipps, die nicht genügend zur Vorbeugung und Heilung von Krankheiten empfohlen werden können.

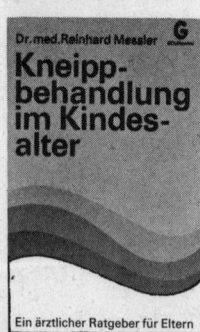

Kneippbehandlung im Kindesalter. Ein ärztlicher Ratgeber für Eltern. Von Dr. Reinhard Messler. (2593)

Der Verfasser, seit mehr als zwanzig Jahren Leitender Arzt der Kneippschen Kinderheilstätte in Bad Wörishofen, erklärt den Eltern, von welchen Grundsätzen der Arzt sich bei der Kneippbehandlung leiten läßt und wie man die von ihm verordneten Maßnahmen richtig durchführt.

WILHELM GOLDMANN VERLAG MÜNCHEN

Verehrter Leser,

senden Sie bitte diese Karte ausgefüllt an den Verlag. Sie erhalten kostenlos unsere Verlagsverzeichnisse zugestellt.

WILHELM GOLDMANN VERLAG · 8 MÜNCHEN 80

Bitte hier abschneiden

Diese Karte entnahm ich dem Buch

Kritik + Anregungen

Ich wünsche die kostenlose und unverbindliche Zusendung des Verlagskataloges und laufende Unterrichtung über die Neuerscheinungen des Wilhelm Goldmann Verlages.

Name

Beruf   Ort

Straße

Ich empfehle, den Katalog auch an die nachstehende Adresse zu senden:

Name

Beruf   Ort

Straße

Goldmann Taschenbücher sind mit über 4000 Titeln die größte deutsche Taschenbuchreihe. Jeden Monat etwa 25 Neuerscheinungen. Gesamtauflage über 138 Millionen.

Aus dem WILHELM GOLDMANN VERLAG
8 München 80, Postfach 80 07 09 bestelle ich
durch die Buchhandlung

Anzahl	Titel bzw. Band-Nr.	Preis

Datum:

Unterschrift:

4807 · 7049 · 3 000

Wilhelm Goldmann Verlag

8000 MÜNCHEN 80

Postfach 80 07 09

Bitte mit
Postkarten-
Porto
frankieren.